ASPECTOS PRÁCTICOS PARA EL MANEJO DE PSICOFÁRMACOS

Federico Manuel Daray

ASPECTOS PRÁCTICOS PARA EL MANEJO DE PSICOFÁRMACOS

BIBLIOTECA DE FARMACOLOGÍA

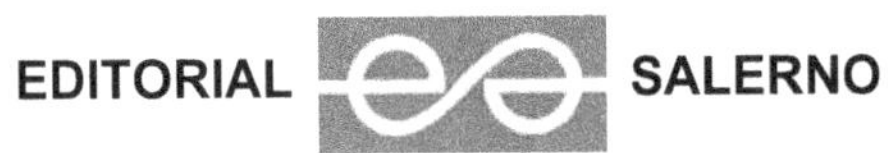

Daray, Federico Manuel
    Aspectos prácticos para el manejo de psicofármacos / Federico Manuel Daray. - 1a ed. - Ciudad Autónoma de Buenos Aires : Salerno, 2017.
    208 p. ; 23 x 16 cm.

    ISBN 978-987-9083-53-6

    1. Psicofarmacología. 2. Psiquiatría. I. Título.
    CDD 616.89

2017 © by Editorial Salerno
Puán 635 - Tel./Fax 4432-5220
www.editorialsalerno.com.ar
Buenos Aires - República Argentina

Este libro se termino de imprimir en el mes de octubre del año 2017 en los TALLERES GRÁFICOS DEL s.r.l., E. Fernández 271/5, Prov. de Buenos Aires. Tel.: 4208-7766.

AUTOR

FEDERICO MANUEL DARAY
Médico especialista en Psiquiatría y Medicina Legal
Doctor en Medicina (Área Farmacología). Facultad de Medicina. UBA
Magister en Efectividad Clínica. Facultad de Medicina. UBA
Docente Autorizado del Departamento de Farmacología.
Facultad de Medicina. UBA
Investigador Adjunto. Consejo Nacional de Investigaciones
Científicas y Técnicas
Director del Laboratorio de Psicofarmacología.
Instituto de Farmacología. Facultad de Medicina. UBA

COLABORADORES

LEANDRO NICOLÁS GRENDAS
Médico especialista en Psiquiatría
Psiquiatra de Guardia. Hospital General de Agudos
«Dr. Teodoro Álvarez»
Magister en Neuropsicofarmacología. Universidad de Favaloro.
Jefe de Trabajos Prácticos. 3ra Cátedra de Farmacología.
Facultad de Medicina. UBA
Becario de Investigación. Agencia Nacional de Promoción
Científica y Tecnológica.
Investigador del laboratorio de Psicofarmacología.
Instituto de Farmacología. Facultad de Medicina. UBA

SOLEDAD PUPPO
Médica especialista en Clínica Médica, Psiquiatría y Medicina Legal
Psiquiatra de Planta. Hospital de Clínicas «José de San Martín»
Jefa de Trabajos Prácticos. 3ra Cátedra de Farmacología.
Facultad de Medicina. UBA

DEMIÁN EMANUEL RODANTE

Médico especialista en Psiquiatría
Psiquiatra de Planta del Servicio Magnan.
Hospital Neuropsiquiátrico «Dr. Braulio A. Moyano»
Magister en Neuropsicofarmacología. Universidad de Favaloro.
Jefe de Trabajos Prácticos. 3ra Cátedra de Farmacología.
Facultad de Medicina. UBA
Becario de Investigación. Agencia Nacional de Promoción
Científica y Tecnológica.
Investigador del laboratorio de Psicofarmacología.
Instituto de Farmacología. Facultad de Medicina. UBA

Índice

PROLONGACIÓN DEL INTERVALO QT SECUNDARIO AL USO DE PSICOFÁRMACOS: PONIENDO EL RIESGO EN PERSPECTIVA

Efectos adversos sexuales inducidos por antidepresivos: detección y manejo

Por Federico Manuel Daray

Objetivos del capítulo:

- Conocer la prevalencia de las disfunciones sexuales inducidas por antidepresivos.
- Identificar su mecanismo de producción.
- Establecer qué grupo de antidepresivos las produce con mayor frecuencia.
- Familiarizarse con las herramientas de detección.
- Conocer las diferentes alternativas terapéuticas para su corrección.

---

1. Disfunciones sexuales y depresión

Se entiende por disfunción sexual (DS) a la alteración en alguna de las fases de la respuesta sexual humana: deseo, excitación, orgasmo o resolución (Figura 1). La clasificación de las disfunciones sexuales se realiza de acuerdo a cuál de las fases se ve afectada (Tabla 1) y, en muchos casos, las alteraciones pueden presentarse en una o más de estas fases.

Figura 1. Respuesta sexual de la mujer (−) y del hombre (---).

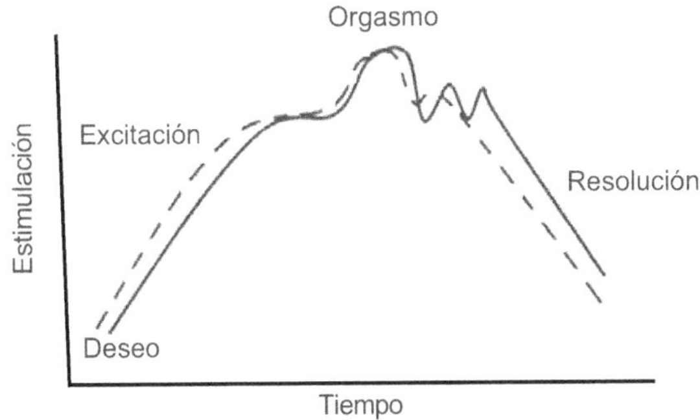

Tabla 1. Clasificación de las disfunciones sexuales según la fase alterada.

FASE DE DESEO SEXUAL	Inhibición/disminución del deseo sexual
FASE DE EXCITACIÓN	Excitación sexual inhibida, disfunción eréctil, disminución de la sensibilidad genital, fallas en la lubricación vaginal
FASE DE ORGASMO	Eyaculación precoz. Ausencia/retraso en la eyaculación/orgasmo

Las DS se presentan con alta prevalencia en la población general. Un estudio realizado en EE. UU. con adultos de entre 18 y 59 años, mostró que las DS se presentan con una frecuencia de 43% en mujeres (el 32% de estas mujeres reportó disminución del deseo sexual) y de 31% en hombres (el 31% de estos hombres reportó eyaculación precoz y el 15% disminución del deseo sexual) (1).

La depresión es uno de los trastornos mentales más frecuente en todo el mundo; según la Organización Mundial de la Salud (OMS) afecta a unos 350 millones de personas (2). Además de su alta prevalencia, la depresión es altamente discapacitante ya que comienza a edades tempranas de la vida, tiene un curso crónico y en muchos casos es recurrente. En este sentido, los resultados del «*Global Burden of Disease Study*» mostraron que la depresión mayor es la segunda causa de discapacidad a nivel mundial y que dentro de las primeras 20 causas de discapacidad se encuentran otros dos trastornos afectivos, la distimia y el trastorno bipolar, que pueden manifestarse con un síndrome depresivo (3). La presencia de un síndrome depresivo se asocia a una mayor prevalencia de DS en comparación con la población general. La disminución del deseo sexual es la DS más frecuente en este grupo de pacientes, con valores que superan el 50% y parece correlacionarse con la gravedad de los síntomas depresivos (4-6).

La depresión aumenta la probabilidad de aparición de DS en comparación con la población general, y los fármacos empleados en su tratamiento pueden empeorar las DS o inducirlas en aquellos que no las presentan. Las información acerca de las DS inducidas por antidepresivos se ha incrementado en las últimas décadas, ya que los primeros tratamientos farmacológicos empleados para el tratamiento de la depresión (los antidepresivos tricíclicos (ATC) y los inhibidores de la monoamino-oxidasa (IMAO)) se asociaban a efectos adversos graves que podían comprometer la vida de los pacientes; por esto, el control de la toxicidad de medicamentos estaba orientado a la detección y el manejo los mismos, dejando de lado la evaluación de las DS. Sin embargo, en las últimas décadas, el tratamiento de la depresión ha cambiado con la introducción de nuevos fármacos antidepresivos con diferentes mecanismos de acción y mayor seguridad. Estos nuevos antidepresivos se asocian con efectos adversos de menor gravedad pero, como es el caso de las DS, pueden conducir a una falta de adherencia al tratamiento.

Es importante reconocer las DS causadas o exacerbadas por los antidepresivos ya que si bien éstas no suelen constituir un obstáculo durante la fase inicial del tratamiento, pueden llevar a la falta de adherencia durante la fase de mantenimiento con la subsecuente aparición de recaídas por el abandono de la medicación.

También se debe tener en cuenta que en muchos pacientes las DS pueden ser multifactoriales, por eso, la evaluación de la DS requiere de la clasificación de la naturaleza del problema, el curso y la evolución, los antecedentes médicos y psiquiátricos del paciente, y todas las medicaciones y sustancias de abuso que consume (Tabla 2).

En este capítulo, se abordará el problema de los efectos adversos sexuales inducidos por antidepresivos, intentando brindar herramientas para su detección y manejo en la práctica cotidiana.

Tabla 2. Clasificación de las disfunciones sexuales según su etiología.

ETIOLOGÍA DE LAS DISFUNCIONES SEXUALES
ANTECEDENTES PSIQUIÁTRICOS
<ul><li>Sintomatología depresiva</li><li>Trastorno sexual primario (dispareunia, vaginismo)</li><li>Abuso de sustancias (alcohol, tabaco, cocaína, opioides)</li><li>Otros problemas psiquiátricos</li></ul>
ANTECEDENTES CLÍNICOS
<ul><li>Enfermedades cardiovasculares</li><li>Afecciones urogenitales</li><li>Enfermedades neurológicas</li><li>Endocrinopatías</li><li>Enfermedades autoinmunes</li><li>Infecciones</li><li>Alteraciones metabólicas</li><li>Neoplasias</li><li>Etc.</li></ul>
EFECTOS ADVERSOS A PSICOFÁRMACOS
<ul><li>Antidepresivos</li><li>Otros psicofármacos</li></ul>
EFECTOS ADVERSOS A OTROS FÁRMACOS
<ul><li>Antihipertensivos</li><li>Diuréticos</li><li>Antihistamínicos H_2</li><li>Miorrelajantes</li></ul>
CONTEXTOS
<ul><li>Psicológico<ul><li>autoestima</li><li>identidad sexual</li><li>imagen corporal</li><li>abuso sexual</li></ul></li><li>Psicosocial<ul><li>edad avanzada</li><li>relación con la pareja</li><li>ambiente</li></ul></li><li>Cultural</li><li>Étnico</li><li>Religioso</li></ul>

2. Disfunciones sexuales inducidas por antidepresivos

La información comercial de los antidepresivos refiere que los reportes espontáneos dan una incidencia de DS menores al 15%. Sin embargo, estudios en los que específicamente se evalúan las DS con herramientas diagnósticas validadas y calibradas, dan un valor mayor que oscila entre el 34% y el 70% (7). Esta diferencia radica en que la tasa de reporte espontáneo de este tipo de efectos adversos es baja.

Los diferentes grupos de antidepresivos afectan de manera distinta la función sexual, por esto, es conveniente analizarlos por grupo.

En un estudio transversal, que incluyó 6297 pacientes con depresión mayor en tratamiento con nuevos antidepresivos (no incluyó ni los IMAO ni los ATC), la prevalencia de disfunciones sexuales, determinadas por el *Sexual Functioning Questionnaire* (SFQ), fue de 37%. Este valor varía entre los diferentes antidepresivos. Tanto los ISRS (citalopram, fluoxetina, paroxetina y sertralina) como los IRSN (venlafaxina) son los que tienen los valores de prevalencia más altos, oscilando entre el 36% y el 43%. La media de este grupo es de 40% y no se detectaron diferencias significativas entre los distintos fármacos de estos grupos. Por otro lado, bupropion IR, bupropion SR y la nefazodona fueron los antidepresivos que se asociaron con bajos valores de prevalencia (22%, 25% y 28%, respectivamente) y estos valores fueron significativamente menores a los valores observados con los ISRS y IRSN (7). Esto sugiere que los antidepresivos que inhiben la recaptación de serotonina se asocian con mayor prevalencia de disfunciones sexuales.

Estudios longitudinales también encontraron diferencias entre antidepresivos con diferentes mecanismos de acción. Un estudio en el que se comparó bupropion XL *vs.* escitalopram *vs.* placebo, en pacientes con depresión mayor que completaron el SFQ al comenzar el estudio y a las 8 semanas, encontró que tanto el grupo placebo como el tratado con bupropion presentaron una mejoría en la función sexual, mientras que en el grupo tratado con citalopram la función sexual empeoró (8). Estos resultados no son explicados por una diferencia en la eficacia antidepresiva y tiene que ver con el compromiso de la función sexual por parte de aquellos antidepresivos que inhiben la recaptación de la serotonina (8). En este sentido, otro estudio prospectivo multicéntrico, realizado en España, con 1022 pacientes tratados con varios antidepresivos, demostró que las incidencias de disfunciones sexuales asociadas a los ISRS y venlafaxina fueron considerablemente altas (entre el 58% y el 73%) en comparación con las observadas con mirtazapina (24%), ne-fazodona (8%), moclobemida (4%) y amineptina (7%) (5).

La duloxetina, un inhibidor dual de la recaptación de serotonina y noradrenalina, genera DS con mayor frecuencia que el placebo pero con menor frecuencia que los ISRS. Esto se ha observado al combinar los datos de 4 ensayos clínicos controlados y doble ciego que involucraban 1463 pacientes con depresión mayor, en los que se observó que tanto la paroxe-tina como la duloxetina generaban mayor número de disfunciones sexuales que el placebo y, por otro lado, la incidencia con paroxetina era mayor que con la duloxetina (9). Esto también se ha observado en otro estudio con 188 pacientes, en el que 46,5% del grupo tratado con duloxe-tina reportó disfunciones *vs.* 62,8% de los pacientes que recibieron pa-roxetina, siendo la diferencia entre ambos grupos significativa (10).

La agomelatina, un agonista melatoninérgico (MT_1 y MT_2) y anta-gonista de los receptores $5\text{-}HT_{2C}$, es un fármaco con propiedades an-tidepresivas de reciente introducción en el mercado. Si bien los datos existentes sobre este fármaco son escasos, un trabajo en el que se com-paró la agomelatina con la venlafaxina, demostró que la incidencia de efectos adversos sexuales con la agomelatina es significativamente me-nor que con la venlafaxina (11).

La mirtazapina es el primer fármaco que aumenta la neurotrans-misión serotonérgica y noradrenérgica sin inhibir al recaptador para aminas, acción que logra antagonizando el receptor $\alpha\text{-}2$ adrenérgico y los receptores $5\text{-}HT_2$ y $5\text{-}HT_3$ serotonérgicos. Este mecanismo de ac-ción sería el motivo de la baja incidencia de DS asociada al uso de este antidepresivo. Se ha observado que la mirtazapina presenta baja fre-cuencia de DS cuando se la compara con los ISRS y con los IRNS (24% *vs.* 58% y 73%, respectivamente) (5, 12).

El análisis de los estudios sobre las DS inducidas por los antidepre-sivos recientemente incorporados al mercado no permite obtener con-clusiones definitivas. Para el caso de la vilazodona, su mecanismo de acción, inhibición del recaptador de serotononina y agonismo parcial sobre el $5\text{-}HT_{1A}$, llevaría a pensar que induciría DS; sin embargo, los ECA realizados hasta el momento muestran que la incidencia de DS es baja (13). En un ECA que evaluó vilazodona 40 mg/d *vs.* placebo, en 481 adultos con trastorno depresivo mayor (TDM), no encontró di-ferencias en la tasa de DS entre ambos grupos (14). Para la vortioxeti-na el escenario es similar, ya a partir de su mecanismo de acción uno predeciría la aparición de DS ya que inhibe al recaptador de serotonina (además de antagonizar los receptores $5\text{-}HT_3$, $5\text{-}HT_7$ y $5\text{-}HT_{1D}$, ser un agonista parcial del receptor 5-HT$_{1B}$ y un agonista del receptor 5-HT$_{1A}$) pero los resultados publicados hasta la fecha sugieren que se asocia a una baja incidencia de DS. Un trabajo reciente, que analiza vortioxetina en diferentes dosis (10 y 15 mg) *vs.* placebo, en 469 adultos con trastorno depresivo mayor, muestran que las dosis de este fármaco no se diferencian de placebo en relación a la incidencia de DS (15). Si bien los resultados son alentadores, estas son moléculas nuevas y se espera más evidencia para poder obtener conclusiones definitivas.

Finalmente, a pesar de que el uso de los antidepresivos de primera generación ha disminuido en los últimos años, cabe destacar que estos también se han asociado a DS. Tanto con los antidepresivos tricíclicos como con los heterocíclicos se ha reportado disminución de la libido, disfunciones eréctiles y retraso en la eyaculación/orgasmo, en especial con la clorimipramina (16). Por otro lado, si bien los inhibidores de la monoamino-oxidasa también se asocian a disfunciones sexuales, la selegilina, administrada en forma transdérmica (parches), no ha mostrado mayor incidencia de DS que el placebo (17).

Un meta-análisis que intentó resumir y cuantificar toda la evidencia disponible acerca de las DS inducidas por antidepresivos, evaluó 31 estudios con un total de 10130 pacientes y encontró que de los antidepresivos que modulan la neurotransmisión serotonérgica, la sertralina es el que mayor DS genera seguida por la venlafaxina, citalopram, paroxetina, fluoxetina (18). Luego, un grupo que presenta mayor frecuencia de DS que placebo pero menor que el anterior, representado por la imipramina, duloxetina, escitalopram y fluvoxamina (18). Finalmente un último grupo de antidepresivos que incluye al bupropion y la mirtazapina no se diferencia del placebo (18). En conclusión, a partir de este meta-análisis, se pueden establecer 3 categorías de riesgo de DS inducida por antidepresivos. Los antidepresivos de alto riesgo (citalopram, fluoxetina, paroxetina, sertralina y venlafaxina), los antidepresivos de riesgo moderado (escitalopram, fluvoxamina, duloxetina, imipramina) y los antidepresivos de bajo riesgo (mirtazapina y bupropion). Por otro lado, este meta-análisis no encontró diferencias al comparar el efecto de los distintos antidepresivos cuando se evaluó DS como variable o cuando se analizó cada una de las posibles variantes de DS en particular. En otras palabras, los fármacos que generaban DS alteraban en la misma proporción todas las fases de la respuesta sexual y no había una más comprometida que las otras (18).

Tabla 3. Efectos adversos sexuales inducidos por antidepresivos. Tomado del meta-análisis de Serretti y Chiesa, 2009 (18).

Clase	Fármaco	N° de pacientes	Pacientes con DS (%)	OR (*vs.* placebo)
	Placebo	605	14.2	-
ISRS	Citalopram	654	78.6	20.3*
	Escitalopram	305	37.0	3.4*
	Fluoxetina	1718	70.6	15.6*
	Fluvoxamina	244	25.8	3.27*
	Paroxetina	1261	71.	16.9*
	Sertralina	970	80.3	27.4*
IRSN	Venlafaxina	610	79.8	24.8*
	Duloxetina	274	41.6	4.3*
ATC	Imipramina	54	44.4	7.2*
Antagonista α-2, 5-HT$_2$ y 5-HT$_3$	Mirtazapina	49	24.5	2.3
IRND	Bupropión	645	10.4	0.8

ISRS: inhibidor selectivo de la recaptación de serotonina, **IRSN**: inhibidor de la recaptación de serotonina y noradrenalina, **ATC**: antidepresivo tricíclico, **IRND**: inhibidor de la recaptación de noradrenalina y dopamina. * Diferencias significativas en comparación con el placebo ($p<0.05$).

3. Fisiopatología de los efectos adversos sexuales inducidos por antidepresivos

Para manejar las disfunciones sexuales inducidas por antidepresivos es necesario comprender a través de qué mecanismos estos fármacos alteran las fases de la respuesta sexual normal.

El efecto de los antidepresivos sobre el *deseo sexual* se debería a la acción de los mismos sobre determinadas regiones del SNC, en particular sobre el sistema mesolímbico. El mismo participaría en la regulación de la libido y la dopamina sería el neurotransmisor involucrado. Los ISRS aumentan la biodisponibilidad de serotonina y ésta, a través de receptores 5-HT$_2$, generaría una disminución de la actividad dopaminérgica en el sistema mesolímbico. Esto explicaría porque los antidepresivos que no afectan la neurotransmisión serotonérgica (ej., bupropion) o los que antagonizan receptores 5-HT$_2$ (ej., mirtazapina), no están asociados con una disminución en el deseo sexual (19)

La *fase de excitación* en el hombre está marcada por la capacidad para alcanzar y mantener una erección y en la mujer por la lubricación y la vasodilatación e ingurgitación de los genitales externos. La excitación sexual estaría mediada tanto por el SNC como por el SNP. A nivel del SNC también estaría mediada por el sistema mesolímbico y los conceptos expuestos previamente también se aplican a los mecanismos que alteran la fase de excitación sexual. A nivel del SNP, la actividad del sistema simpático y parasimpático median los reflejos espinales involucrados en la excitación y la serotonina, así como otros neurotransmisores estarían involucrados en el mismo. Los ISRS, al aumentar los niveles de serotonina, alteran el funcionamiento del sistema nervioso autónomo, inhibiendo el reflejo espinal. También, el óxido nítrico está involucrado como mediador de la vasodilatación de los cuerpos cavernosos necesaria para alcanzar una erección (19).

Si bien el SNC podría tener algún efecto en la *fase del orgasmo*, ésta parecería estar mediada principalmente por el SNP. El sistema simpático y parasimpático, a través de la noradrenalina y la dopamina, estarían involucrados en esta fase. La actividad de estos neurotrasmisores estaría a su vez regulada por la serotonina vía receptores 5-HT_2. Esto explicaría porque los ISRS, a través de un aumento en los niveles de serotonina y la activación del receptor 5-HT_2, inhibirían el orgasmo, y por qué los antidepresivos que no afectan la neurotransmisión serotonérgica (ej., bupropion) o que tienen actividad bloqueante sobre los receptores 5-HT_2 (ej., mirtazapina) no afectarían esta fase (19).

La importancia del receptor 5-HT_2 en la fisiopatología de las disfunciones sexuales queda demostrada en estudios de farmacogenética en los que se evaluaron pacientes que tomaban un ISRS para el tratamiento de la depresión, pero que no se encontraban deprimidos o ansiosos en el momento de la evaluación y demostraron que los mismos tenían un riesgo 3,5 veces mayor de presentar una DS asociada al tratamiento antidepresivo si presentaban el genotipo 5-HT_{2A} - 1438 GG del receptor serotoninérgico, respecto de iguales pacientes que no presentaban dicho genotipo (20)

4. Detección de las disfunciones sexuales inducidas por antidepresivos

Las disfunciones sexuales son altamente frecuentes en la población general. En un estudio de prevalencia realizado en EE. UU., se detectó que el 43% de las mujeres y el 31% de los hombres han reportado algún tipo de DS (1).

Estos valores aumentan en la población de pacientes que padecen algún tipo de trastorno depresivo (ej., depresión mayor, distimia, trastorno bipolar) y que no están medicados. La disminución del deseo sexual es la DS más frecuente en este grupo de pacientes, con valores que superan el 50%, y parece correlacionarse con la gravedad de los síntomas depresivos (4-6). Además, la depresión mayor se asocia a otros cambios en la función sexual como las disfunciones eréctiles, disminución en la lubricación y retraso en el orgasmo/eyaculación (21, 22).

El hecho de que las disfunciones sexuales tengan una alta prevalencia en la población general y, que sea aún mayor en los pacientes que padecen alguna de las formas de depresión, dificulta determinar el impacto de los antidepresivos sobre la misma. Por esto, es imprescindible realizar una evaluación de la función sexual en las primeras entrevistas para contar con una valoración basal de cada paciente en particular. De esta forma se podrá determinar si la DS es debida al tratamiento farmacológico o es parte del perfil clínico que presenta el paciente.

En relación con la evaluación de la función sexual, debemos tener en cuenta que muchos pacientes sólo reportan alteraciones en la función sexual cuando se los interroga acerca de la misma; es decir, no se debe esperar los reportes espontáneos. En la práctica cotidiana, en la que un profesional atiende un alto número de pacientes, puede ser útil sistematizar el interrogatorio acerca de la función sexual. Algunos autores sugieren incorporar las preguntas al momento de interrogar acerca de otros síntomas neurovegetativos como el apetito y el sueño. Una serie de preguntas básicas como las que se enumeran en la Tabla 4 pueden ser útiles para evaluar clínicamente a los pacientes (23).

Tabla 4. Diez preguntas claves para la evaluación de la función sexual (23).

1)	¿Está usted satisfecho/a con su vida sexual?
2)	¿Ha notado algún problema sexual?
	Describir:
3)	¿Ha notado una disminución del deseo sexual?
	Describir:
4)	¿Ha tenido problemas para alcanzar una erección / lograr lubricación vaginal?
	Describir:
5)	¿Ha notado problemas para alcanzar un orgasmo / eyaculación?
	Describir:
6)	¿Es su orgasmo menos placentero?
7)	¿Ha experimentado disfunciones sexuales en todas las situaciones?
	¿Excitación espontánea intacta?
	¿Deseo cuando no interactúa con su pareja?
	¿Erecciones matutinas?
8)	¿Estos síntomas han comenzado antes o al mismo tiempo que el comienzo de la depresión? ¿Estos síntomas han comenzado antes o después de iniciado el tratamiento antidepresivo?
9)	En caso de que la DS se debe al tratamiento antidepresivo, ¿estas aumentan o empeoran con los cambios en la dosis de la medicación?
10)	¿Hubo algún cambio luego de discontinuar el tratamiento?

También existen cuestionarios desarrollados para cuantificar las DS. Dentro de estos, los más utilizados son el *Arizona Sexual Experience Scale* (ASEX) (24), el *Changes in Sexual Functioning Questionnaire* (CSFQ) (25) en su versión corta y larga, *Psychotropic Related Sexual Dysfunction Questionnaire* (PRSexDQ) (26) y *Sex Effects Scale* (SexFX) (27). De estos, la más empleada es la ASEX, una escala de 5 ítems que cuantifica deseo sexual, la excitación, la erección y la lubricación vaginal, la capacidad de alcanzar el orgasmo y la satisfacción con el orgasmo. Esta escala puede ser completada por el paciente o por un evaluador y el tiempo para completarla es de 5 a 10 minutos (24). La escala CSFQ es una escala de 14 ítems con 5 dominios dirigidos a explorar tanto la DS por la enfermedad como la DS inducida por medicamentos. Tiene una versión corta (el tiempo para completarla es de 5 a 10 minutos) y una versión larga (el tiempo para completarla es de 15 a 20 minutos) (25). El PRSexDQ es un cuestionario diseñado para medir y cuantificar los problemas sexuales que aparecen por la toma de psicofármacos, fundamentalmente antidepresivos y antipsicóticos (26). En 2011, una revisión sobre las herramientas para cuantificar DS, comparó las propiedades psicométricas de las diferentes escalas disponibles tomando como referencia su validez y confiabilidad sobre una escala de 1 a 5, encontrando que las 4 escalas mencionadas presentan un valor global que supera el 3,5, y por lo tanto, tienen un buen rendimiento para detectar DS (28).

Si antes de comenzar el tratamiento se detecta una DS debemos tener en cuenta que en muchos de los pacientes que padecen un trastorno depresivo, las causas de las DS pueden obedecer a diferentes motivos, como ya se han enumerado en la Tabla 2. Por esto, la evaluación requiere de la clasificación de la naturaleza del problema, el curso y la evolución, los antecedentes médicos y psiquiátricos del paciente, y las medicaciones y sustancias de abuso que consume.

Si el paciente no presenta alteraciones en la función sexual, es importante que a la hora de elegir un antidepresivo para comenzar el tratamiento se indague acerca de la importancia que tiene la actividad sexual para el paciente.

Además de la evaluación basal, se recomienda reevaluar la función sexual periódicamente a lo largo del tratamiento, sobre todo en las primeras semanas para detectar alteraciones que pudieran surgir.

Debemos tener en cuenta que la DS puede ser tratada, pero las estrategias para el tratamiento dependerán de si la causa de la misma es la enfermedad psiquiátrica o los fármacos empleados para el tratamiento de ella.

5. Estrategias para el manejo de las disfunciones sexuales inducidas por antidepresivos

Varias estrategias han sido propuestas para el manejo de las DS asociadas a los antidepresivos. Todas ellas tienen ventajas y desventajas. Es importante aclarar que la mayoría no han sido estudiadas en ensayos clínicos controlados, doble ciego y randomizados.

Estas estrategias se pueden clasificar en 3 tipos: (1) mantener el antidepresivo y modificar la dosis o esquema de administración, (2) cambiar de antidepresivo por uno que no se asocie a disfunciones sexuales o, (3) agregar una nueva droga (o antídoto) para corregir la DS (Tabla 5).

5.1 Esperar el desarrollo de tolerancia

Una de las estrategias más conservadoras para el manejo de estos efectos adversos es esperar su remisión espontánea, presumiblemente por el desarrollo de tolerancia. Esta es una estrategia simple pero el éxito parece ser bajo, se estima que aproximadamente entre el 5% y el 10% tendrán remisión espontánea (5, 12). Tendría mayor eficacia en aquellos casos en los que la DS comenzó en las primeras semanas de tratamiento (29). La desventaja es que requiere de varias semanas de espera, aumentando el riesgo de pérdida de adherencia.

5.2 Reducción de la dosis del antidepresivo

Dado que los efectos adversos sexuales de los antidepresivos parecen ser dosis dependiente, la reducción de la dosis del fármaco puede mejorar la función sexual en algunos casos. Sin embargo, la reducción debe hacerse con precaución porque al bajar la dosis del antidepresivo puede disminuir la eficacia terapéutica y, exacerbarse la sintomatología depresiva (29).

5.3 Vacaciones de la medicación

Algunos autores proponen suspender o reducir la dosis del antidepresivo por 1, 2 ó 3 días antes del fin de semana (*drug hollidays*) en aquellos pacientes que suelen tener relaciones sexuales durante ese período. Esta estrategia ha sido evaluada solamente en un estudio abierto por Rothscild y colaboradores y ha demostrado ser efectiva para mejorar los orgasmos, la satisfacción sexual y la libido en aproximadamente la mitad de los pacientes tratados con antidepresivos de vida media corta (sertralina y paroxetina) pero no en los pacientes tratados con los de vida media larga (fluoxetina). Esta estrategia tiene como riesgos la aparición de síndrome de abstinencia, la falta de adherencia al tratamiento y las recaídas en cuadro clínico de base (30).

Tabla 5. Ventajas y desventajas de las estrategias propuestas para el manejo de las disfunciones sexuales asociadas a los antidepresivos.

ESTRATEGIA	VENTAJAS	DESVENTAJAS
Tolerancia	Simple	Baja eficacia
Disminución de la dosis	Simple	Riesgo de recaída
Drug Hollidays	Simple	Síntomas de discontinuación Baja adherencia Riesgo de recaída
Cambio de medicación	Se emplea 1 sólo AD	Temor a recaída en un paciente estable
Antídoto	Buena tasa de éxitos	Aumento de efectos adversos y aumento del costo del tratamiento.

5.4 Cambio de medicación antidepresiva

Otra estrategia consiste en el cambio por otro antidepresivo con menor incidencia de DS. Esta estrategia tiene la ventaja que mantiene un régimen simple de tratamiento porque sigue utilizando un sólo fármaco, sin embargo, tanto los pacientes como los terapeutas son temerosos de cambiar una medicación que ha sido efectiva para el tratamiento de la depresión. La substitución ha demostrado ser efectiva con mirtazapina (31) y con bupropion (32).

5.5 Agregado de un antídoto

Otra de las estrategias es agregar un nuevo fármaco (antídoto) para contrarrestar los efectos adversos sexuales de los antidepresivos. En general, los antídotos son fármacos que antagonizan los receptores serotonérgicos, que antagonizan los receptores α_2 adrenérgicos o que estimulan la neurotransmisión dopaminérgica. En la Tabla 6 se describen los antídotos y sus mecanismos de acción. El problema con este tipo de estrategia es que al agregar un nuevo fármaco aumenta tanto la posibilidad de que aparezcan nuevos efectos adversos como de que ocurran interacciones farmacológicas (interacciones farmacodinámicas y farmacocinéticas).

Los antídotos con mayor evidencia son la buspirona (33), el sildenafil (34, 35) y el bupropion (36). El efecto de estos tres antídotos ha sido demostrado en ensayos clínicos controlados, su modo de empleo se muestra en la Tabla 7. Otros antídotos con menor nivel de evidencia son el agregado de mirtazapina y nefazodona. Finalmente, existen reportes de casos y series de casos que sugieren la utilidad de otros agentes como la amantadina (37), ciproheptadina (37, 38) y yohimbina (39).

De acuerdo al análisis de Taylor y colaboradores, la mejor evidencia disponible es para el uso del sildenafil y el tadafil para disfunción eréctil, y del bupropion para la disminución de la libido (40).

Finalmente, muchos autores sugieren que la mejor estrategia es evitar el problema; esto es, usar desde el comienzo del tratamiento un antidepresivo que presente baja incidencia o no tenga efectos adversos sexuales como la mirtazapina, bupropion, duloxetina y agomelatina.

Tabla 6. Mecanismo de acción de los fármacos empleados para contrarrestar los efectos adversos sexuales de los antidepresivos (antídotos).

FÁRMACO	MECANISMOS DE ACCIÓN
Bupropion	Inhibidor de la recaptación de NA/DA
Sildenafil	Inhibidor selectivo de la fosfodiesterasa tipo 5 (PDE5)
Buspirona	Agonista parcial 5-HT_{1A} serotonérgico
Nefazodona	Antagonista 5-HT_2 serotonérgicos
Mirtazapina	Antagonista α_2 adrenérgico y 5-HT_2/5-HT_3 serotonérgicos
Amantadina	Potencia la acción dopaminérgica*
Ciproheptadina	Antagonista 5-HT_2 serotonérgico
Yohimbina	Antagonista α_2 adrenérgico
Pramipexol	Agonista dopaminérgico

*No se conoce con exactitud cuál es mecanismo de acción.

Tabla 7. Tratamientos correctivos propuestos para la DS producida por antidepresivos (modificado de Licitsyna y colaboradores (41)).

Sildenafil	Dosis de 50-100 mg, 1 hora antes de la relación sexual. Eficaz en problemas del deseo o de la excitación, en la disfunción eréctil, y en casos de orgasmo retardado
Bupropión	Dosis de 150-300 mg/d (especialmente para los ISRS) Útil para los problemas de deseo, de excitación y para la anorgasmia
Buspirona	Dosis de 60 mg/d Se propone para caso de disminución del deseo y anorgasmia
Ciproheptadina	Dosis de 2-16 mg, 1-2 hs. antes de la relación sexual o de manera regular Se propone para la anorgasmia
Amantadina	Dosis de 100-600 mg/d en toma única o múltiples tomas Se propone para casos de anorgasmia
Mirtazapina	Dosis de 15-45 mg/d Se propone para los casos de anorgasmia
Yohimbina	Dosis de 5-10 mg, 1-2 hs. antes del acto sexual; o 5 mg/d Se propone para los problemas de deseo, de excitación y de anorgasmia

6. Conclusiones y recomendaciones

Actualmente, se considera que la eficacia de todos los antidepresivos es similar, por lo que la elección de uno de los fármacos del grupo se basa en el perfil de efectos adversos. Uno de los efectos adversos más frecuentes con este grupo de fármacos son los efectos adversos sexuales. Si bien, estos no comprometen la vida del paciente, sí pueden disminuir la adherencia al tratamiento. Para el manejo de estos efectos adversos es fundamental detectarlos y para esto se debe evaluar a los pacientes en forma sistemática ya que por motivos diversos los pacientes no suelen reportarlos espontáneamente.

La evaluación de las DS debe realizarse antes de comenzar el tratamiento farmacológico, ya que la propia enfermedad puede estar provocando la DS. Cuantificar el grado de DS antes del inicio del tratamiento es la forma de discriminar si la DS es producto del fármaco o no. También hay que explorar que tan importante es para el paciente su vida sexual. En líneas generales, si se quiere evitar la aparición de DS por antidepresivos, lo recomendado es prevenirlas empleando un antidepresivo asociado a bajo riesgo de incidencia de DS como bupropion o mirtazapina. Por el contrario, si en la evaluación basal no se detecta DS y/o no es una prioridad para el paciente, se puede optar por el antidepresivo basándose en las líneas generales de tratamiento.

Una vez que el tratamiento ha comenzado, se recomienda el monitoreo de las DS cada 4 a 6 semanas dentro del curso del tratamiento. En el caso de que aparezca una DS asociada a la medicación, se recomienda evaluar cómo fue la respuesta antidepresiva. En caso de que la respuesta antidepresiva haya sido buena, se podría esperar a que se desarrolle tolerancia, reducir la dosis (y controlar en 4 semanas), o agregar un antídoto. En caso de que la respuesta antidepresiva sea insuficiente o nula, se podría rotar el antidepresivo por uno con diferente mecanismo de acción y evaluar la evolución de la DS.

Figura 2. Recomendaciones para la detección y manejo de las disfunciones sexuales por antidepresivos.

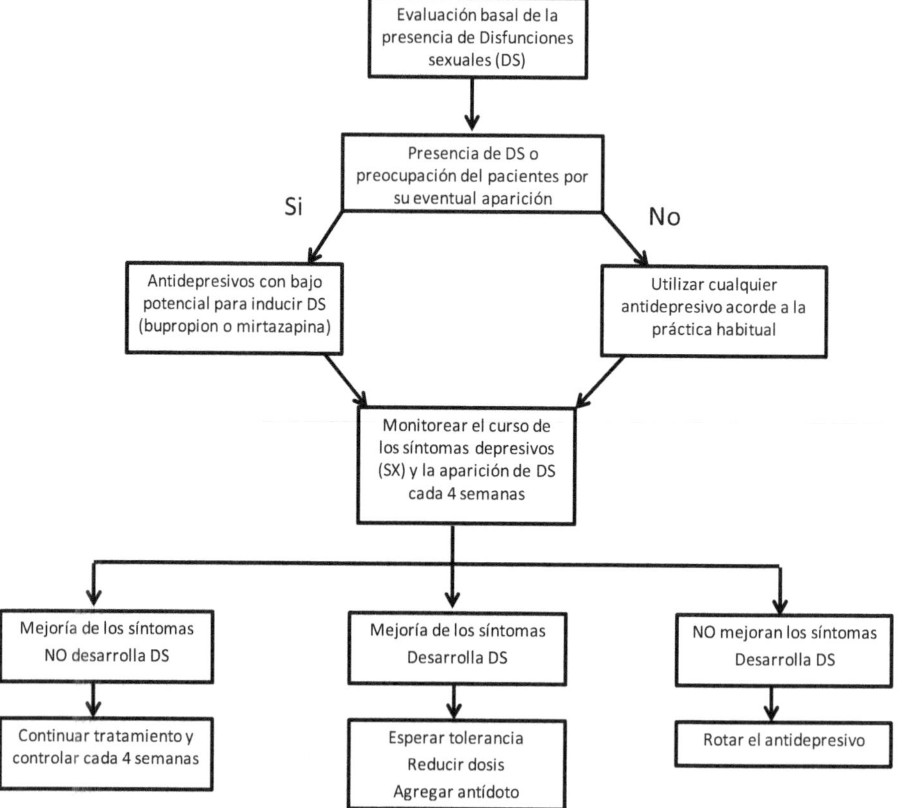

> **Aspectos prácticos:**
> - La prevalencia de DS en pacientes tratados con antidepresivos oscila entre 34% y el 70% dependiendo el tipo de AD y la herramienta usada para la detección de la DS.
> - Dentro de los AD se pueden establecer 3 categorías de riesgo. Riesgo alto (citalopram, fluoxetina, paroxetina, sertralina y venlafaxina), riesgo moderado (escitalopram, fluvoxamina, duloxetina, imipramina) y riesgo bajo (mirtazapina y bupropion). Para las moléculas más nuevas, la información es escaza.
> - Hay 5 escalas empleadas para medir la DS por AD, de estas las más utilizadas son la *Arizona Sexual Experience Scale* (ASEX) y la *Changes in Sexual Functioning Questionnaire* (CSFQ).
> - Lo mejor para evitar la aparición de DS por AD es prevenirla, para esto evitar los AD que tienen riesgo producirla.
> - En caso de ser necesario corregir la DS por AD, evaluar si el fármaco ha sido efectivo para la reducción de los síntomas depresivos, de ser así, se puede esperar el desarrollo de tolerancia, disminuir la dosis o agregar un antídoto. Si no ha sido efectivo, se puede rotar por un AD que no genere DS.

7. Referencias

1. Laumann EO, Paik A, Rosen RC. Sexual dysfunction in the United States: prevalence and predictors. JAMA. 1999;281(6):537-44.
2. Marcus M, Yasamy M, van Ommeren M, Chisholm D, Saxena S. Depression: a global public health concern. [Internet]. 2012 [cited 2016 Agost 25th].
3. Global, regional, and national incidence, prevalence, and years lived with disability for 301 acute and chronic diseases and injuries in 188 countries, 1990-2013: a systematic analysis for the Global Burden of Disease Study 2013. Lancet (London, England). 2015;386(9995):743-800.
4. Williams K, Reynolds MF. Sexual dysfunction in major depression. CNS spectrums. 2006;11(8 Suppl 9):19-23.
5. Montejo AL, Llorca G, Izquierdo JA, Rico-Villademoros F. Incidence of sexual dysfunction associated with antidepressant agents: a prospective multicenter study of 1022 outpatients. Spanish Working Group for the Study of Psychotropic-Related Sexual Dysfunction. J Clin Psychiatry. 2001;62 Suppl 3:10-21.
6. Montejo-Gonzalez AL, Llorca G, Izquierdo JA, Ledesma A, Bousono M, Calcedo A, et al. SSRI-induced sexual dysfunction: fluoxetine, paroxetine, sertraline, and fluvoxamine in a prospective, multicenter, and descriptive clinical study of 344 patients. J Sex Marital Ther. 1997;23(3):176-94.

7. Clayton AH, Pradko JF, Croft HA, Montano CB, Leadbetter RA, Bolden-Watson C, et al. Prevalence of sexual dysfunction among newer antidepressants. J Clin Psychiatry. 2002;63(4):357-66.
8. Clayton AH, Croft HA, Horrigan JP, Wightman DS, Krishen A, Richard NE, et al. Bupropion extended release compared with escitalopram: effects on sexual functioning and antidepressant efficacy in 2 randomized, double-blind, placebo-controlled studies. J Clin Psychiatry. 2006;67(5):736-46.
9. Delgado PL, Brannan SK, Mallinckrodt CH, Tran PV, McNamara RK, Wang F, et al. Sexual functioning assessed in 4 double-blind placebo- and paroxetine-controlled trials of duloxetine for major depressive disorder. J Clin Psychiatry. 2005;66(6):686-92.
10. Detke MJ, Wiltse CG, Mallinckrodt CH, McNamara RK, Demitrack MA, Bitter I. Duloxetine in the acute and long-term treatment of major depressive disorder: a placebo- and paroxetine-controlled trial. Eur Neuropsychopharmacol. 2004;14(6):457-70.
11. Kennedy SH, Rizvi S, Fulton K, Rasmussen J. A double-blind comparison of sexual functioning, antidepressant efficacy, and tolerability between agomelatine and venlafaxine XR. J Clin Psychopharmacol. 2008;28(3):329-33.
12. Clayton AH, Montejo AL. Major depressive disorder, antidepressants, and sexual dysfunction. J Clin Psychiatry. 2006;67 Suppl 6:33-7.
13. Citrome L. Vilazodone for major depressive disorder: a systematic review of the efficacy and safety profile for this newly approved antidepressant - what is the number needed to treat, number needed to harm and likelihood to be helped or harmed? International journal of clinical practice. 2012;66(4):356-68.
14. Khan A, Cutler AJ, Kajdasz DK, Gallipoli S, Athanasiou M, Robinson DS, et al. A randomized, double-blind, placebo-controlled, 8-week study of vilazodone, a serotonergic agent for the treatment of major depressive disorder. J Clin Psychiatry. 2011;72(4):441-7.
15. Mahableshwarkar AR, Jacobsen PL, Serenko M, Chen Y, Trivedi MH. A randomized, double-blind, placebo-controlled study of the efficacy and safety of 2 doses of vortioxetine in adults with major depressive disorder. J Clin Psychiatry. 2015;76(5):583-91.
16. Clayton AH, Balon R. The impact of mental illness and psychotropic medications on sexual functioning: the evidence and management. J Sex Med. 2009;6(5):1200-11; quiz 12-3.
17. Clayton AH, Campbell BJ, Favit A, Yang Y, Moonsammy G, Piontek CM, et al. Symptoms of sexual dysfunction in patients treated for major depressive disorder: a meta-analysis comparing selegiline transdermal system and placebo using a patient-rated scale. J Clin Psychiatry. 2007;68(12):1860-6.
18. Serretti A, Chiesa A. Treatment-emergent sexual dysfunction related to antidepressants: a meta-analysis. J Clin Psychopharmacol. 2009;29(3):259-66.
19. Zajecka J. Strategies for the treatment of antidepressant-related sexual dysfunction. J Clin Psychiatry. 2001;62 Suppl 3:35-43.

20. Bishop JR, Moline J, Ellingrod VL, Schultz SK, Clayton AH. Serotonin 2A -1438 G/A and G-protein Beta3 subunit C825T polymorphisms in patients with depression and SSRI-associated sexual side-effects. Neuropsychopharmacology. 2006;31(10):2281-8.
21. Casper RC, Redmond DE, Jr., Katz MM, Schaffer CB, Davis JM, Koslow SH. Somatic symptoms in primary affective disorder. Presence and relationship to the classification of depression. Arch Gen Psychiatry. 1985;42(11):1098-104.
22. Bossini L, Fagiolini A, Valdagno M, Polizzotto NR, Castrogiovanni P. Sexual disorders in subjects treated for mood and anxiety diseases. J Clin Psychopharmacol. 2007;27(3):310-2.
23. Rothschild AJ. Sexual side effects of antidepressants. J Clin Psychiatry. 2000;61 Suppl 11:28-36.
24. McGahuey CA, Gelenberg AJ, Laukes CA, Moreno FA, Delgado PL, McKnight KM, et al. The Arizona Sexual Experience Scale (ASEX): reliability and validity. J Sex Marital Ther. 2000;26(1):25-40.
25. Clayton AH, McGarvey EL, Clavet GJ. The Changes in Sexual Functioning Questionnaire (CSFQ): development, reliability, and validity. Psychopharmacology bulletin. 1997;33(4):731-45.
26. Montejo AL, Garcia M, Espada M, Rico-Villademoros F, Llorca G, Izquierdo JA. [Psychometric characteristics of the psychotropic-related sexual dysfunction questionnaire. Spanish work group for the study of psychotropic-related sexual dysfunctions]. Actas espanolas de psiquiatria. 2000;28(3):141-50.
27. Kennedy SH, Fulton KA, Bagby RM, Greene AL, Cohen NL, Rafi-Tari S. Sexual function during bupropion or paroxetine treatment of major depressive disorder. Canadian journal of psychiatry Revue canadienne de psychiatrie. 2006;51(4):234-42.
28. Rizvi SJ, Yeung NW, Kennedy SH. Instruments to measure sexual dysfunction in community and psychiatric populations. Journal of psychosomatic research. 2011;70(1):99-109.
29. Hirschfeld RM. Management of sexual side effects of antidepressant therapy. J Clin Psychiatry. 1999;60 Suppl 14:27-30; discussion 1-5.
30. Rothschild AJ. Selective serotonin reuptake inhibitor-induced sexual dysfunction: efficacy of a drug holiday. Am J Psychiatry. 1995;152(10):1514-6.
31. Gelenberg AJ, McGahuey C, Laukes C, Okayli G, Moreno F, Zentner L, et al. Mirtazapine substitution in SSRI-induced sexual dysfunction. J Clin Psychiatry. 2000;61(5):356-60.
32. Clayton AH, McGarvey EL, Abouesh AI, Pinkerton RC. Substitution of an SSRI with bupropion sustained release following SSRI-induced sexual dysfunction. J Clin Psychiatry. 2001;62(3):185-90.
33. Landen M, Eriksson E, Agren H, Fahlen T. Effect of buspirone on sexual dysfunction in depressed patients treated with selective serotonin reuptake inhibitors. J Clin Psychopharmacol. 1999;19(3):268-71.
34. Nurnberg HG, Hensley PL, Gelenberg AJ, Fava M, Lauriello J, Paine S.

Treatment of antidepressant-associated sexual dysfunction with sildenafil: a randomized controlled trial. JAMA. 2003;289(1):56-64.

35. Nurnberg HG, Hensley PL, Heiman JR, Croft HA, Debattista C, Paine S. Sildenafil treatment of women with antidepressant-associated sexual dysfunction: a randomized controlled trial. JAMA. 2008;300(4):395-404.

36. Clayton AH, Warnock JK, Kornstein SG, Pinkerton R, Sheldon-Keller A, McGarvey EL. A placebo-controlled trial of bupropion SR as an antidote for selective serotonin reuptake inhibitor-induced sexual dysfunction. J Clin Psychiatry. 2004;65(1):62-7.

37. Keller Ashton A, Hamer R, Rosen RC. Serotonin reuptake inhibitor-induced sexual dysfunction and its treatment: a large-scale retrospective study of 596 psychiatric outpatients. J Sex Marital Ther. 1997;23(3):165-75.

38. Aizenberg D, Zemishlany Z, Weizman A. Cyproheptadine treatment of sexual dysfunction induced by serotonin reuptake inhibitors. Clin Neuropharmacol. 1995;18(4):320-4.

39. Hollander E, McCarley A. Yohimbine treatment of sexual side effects induced by serotonin reuptake blockers. J Clin Psychiatry. 1992;53(6):207-9.

40. Taylor MJ, Rudkin L, Hawton K. Strategies for managing antidepressant-induced sexual dysfunction: systematic review of randomised controlled trials. J Affect Disord. 2005;88(3):241-54.

41. Licitsyna O, Ansseau M, Pitchot W. [Sexual dysfunction and antidepressants]. Rev Med Liege. 2011;66(2):69-74.

Manejo de las formulaciones antipsicóticos de depósito

Por Demián E. Rodante

> **Objetivos del capítulo:**
>
> - Conocer los factores asociados a mala adherencia a la medicación en pacientes con esquizofrenia y trastorno bipolar.
> - Identificar el perfil clínico de los pacientes que podrían beneficiarse con el uso formulaciones de depósito de antipsicóticos.
> - Evaluar el impacto que tienen las preparaciones inyectables para mejorar la adherencia a la medicación antipsicótica.
> - Conocer los diferentes preparados disponibles en nuestro medio y sus formas de empleo.
> - Establecer los niveles de equivalencia entre antipsicóticos orales y las preparaciones de depósito.

1. El problema de la mala adherencia al tratamiento farmacológico

La esquizofrenia (SQZ) es un trastorno psiquiátrico crónico que afecta a múltiples dominios de la personalidad, causando deterioro cognitivo, social y funcional en forma progresiva (1). Si bien no disponemos de datos acerca de la prevalencia en Argentina, a nivel internacional la misma presenta un valor cercano al 1% (2). Posee igual prevalencia en hombres y en mujeres, con variaciones en la edad de inicio, siendo más temprano el comienzo de la enfermedad en el sexo masculino (2).

Los antipsicóticos desempeñan un papel central en el manejo psicofarmacológico de pacientes con SQZ (3-6). En nuestro medio, las preparaciones de antipsicóticos orales (AP ORALES) son las más empleadas para el tratamiento de la SQZ y otros trastornos psicóticos (7). Las guías de práctica clínica y algoritmos para el tratamiento farmacológico de la SQZ recomiendan que el mismo sea crónico (3, 4, 8, 9). El tratamiento de las enfermedades crónicas tiene como principal problema la pérdida en la adherencia; la adherencia al tratamiento se define como el grado en que el comportamiento del paciente coincide con las recomendaciones acordadas con el médico (10). En una definición más rigurosa, se define como adherencia a la toma del 75% al 80% de la medicación durante 12 meses y/o menos de una semana de no toma durante 3 meses (10).

La mala adherencia al tratamiento farmacológico es un problema de alto impacto en el tratamiento de las enfermedades crónicas (11). La mala o pobre adherencia es común en personas con SQZ (12) y con trastorno bipolar (TB) (13), sobre todo en pacientes con múltiples internaciones y abuso de sustancias comórbido (14-17); por todo esto, la mala adherencia resulta en un alto costo económico (18). Los reportes sobre su prevalencia son variables, con valores que oscilan entre el 33% y el 60% (11, 19-21); otros estudios plantean que el 75%-90% de los pacientes con SQZ se vuelven «no-adherentes» dentro de los primeros 2 años luego de una externación (22, 23), y la discontinuación del tratamiento antipsicótico aumenta 5 veces el riesgo de recaída (19).

La no adherencia no es un fenómeno de «todo o nada» sino que puede fluctuar dinámicamente a lo largo del tiempo (24); la misma puede ser «intencional», en donde el paciente decide deliberadamente no tomar la medicación prescrita debido a desventajas reales o percibidas, o «no intencional», en los casos donde problemas prácticos interfieren con la misma, como olvidos de toma, incomprensión de las indicaciones o dificultad para conseguir recetas (o prescripción) (25).

En la SQZ, la mala adherencia es el predictor más potente de ciclos de recaída y recidiva, hospitalizaciones, peor pronóstico funcional, tentativas suicidas y mortalidad en general (10, 26-29). Respecto a las recaídas, luego de un primer episodio psicótico (PEP), la tasa es del 16% durante el primer año, aumentando a 50% en los siguientes dos años, y hasta más de un 70% en los primeros 5 años (30). A su vez, los pacientes muestran una peor respuesta al tratamiento farmacológico luego de cada recaída (31, 32).

La adherencia a la medicación en estos pacientes se ve influenciada por numerosos factores; los más importantes se enumeran en la Tabla 1 (11, 20, 29, 33, 34).

Tabla 1. Factores que influencian la adherencia al tratamiento antipsicótico (modificado de García et al, 2016 (11)).

Factores relacionados al paciente	Pobre *insight* (percepción de necesidad de tratamiento), actitud o respuesta negativa a la medicación, mala adherencia previa, abuso o dependencia de sustancias, bajo nivel educacional y edad (jóvenes).
Factores relacionados al tratamiento	Antipsicótico no-clozapina (atípicos), menor frecuencia de controles farmacológicos, efectos adversos.
Factores relacionados a la enfermedad	Duración corta de la enfermedad, déficits cognitivos, altos niveles de suspicacia e ideación paranoide.
Factores socioeconómicos	Entorno inadecuado (red social, vivienda), costo monetario, minorías.
Factores relacionados al sistema de salud o equipo tratante	Pobre alianza terapéutica, plan de externación inadecuado, accesibilidad.

De manera similar, algunos estudios han encontrado que pacientes con TB que presentan buena adherencia presentan sintomatología menos severa, menores puntajes en diferentes escalas de alucinaciones, delirios y síntomas maníacos (35), y menor riesgo de suicidio (36). Por otro lado, la mala adherencia al tratamiento conllevaría mayor déficit cognitivo en pacientes con TB (37). En la Tabla 2 se encuentran los factores diferenciales relacionados con mala adherencia en TB y en SQZ, respectivamente.

Tabla 2. Factores específicos relacionados con mala adherencia en trastorno bipolar y en esquizofrenia (11).

Factores involucrados en la mala adherencia en trastorno bipolar	Factores involucrados en la mala adherencia en esquizofrenia
• Síntomas psicóticos	• Altos niveles de depresiones al inicio
• Episodios depresivos de severidad grave	• Respuesta disfórica temprana al tratamiento
• Ciclado rápido	• Duración corta de la enfermedad
• Mayor severidad de los síntomas afectivos	• Efectos adversos: extrapiramidalismo, disforia neuroléptica, acatisia, disfunción sexual, aumento de peso
• Comorbilidad (ansiedad, trastorno obsesivo compulsivo)	• Pobre respuesta o mala tolerancia al tratamiento.
• Efectos adversos: aumento de peso, alteraciones cognitivas	• Discontinuación temprana de la medicación
• Mayor duración de los episodios de intentos de suicidio	• Hostilidad frente al tratamiento

2. Las preparaciones de depósito como estrategia para mejorar la adherencia

Según la guía clínica de la *American Psychiatric Association* (APA) los pacientes con recaídas recurrentes debido a mala adherencia al tratamiento son candidatos a recibir antipsicóticos de depósito (AP DEPOT; grado de recomendación II: recomendado con moderada confianza clínica) (4). La recomendación para implementar AP DEPOT es tanto para la no adherencia encubierta (sospechada) como para la manifiesta, acompañado en ambos casos por intervenciones psicosociales dirigidas a mejorar la adherencia al tratamiento (38, 39).

Otra de las recomendaciones son los casos de pacientes con múltiples episodios de descompensación psicótica (38). Los AP DEPOT ofrecen concentraciones terapéuticas continuas durante semanas y eliminan la necesidad de administración diaria de antipsicóticos (AP) (40, 41). Son presentaciones seguras, y como estrategia son efectivos para mejorar la adherencia de estos pacientes (42). Por otro lado, no sólo posibilita al clínico el conocimiento de la adherencia, prediciendo mejor su resultado, sino que reduce la morbilidad de la SQZ (18, 43).

La aparición de formulaciones de AP DEPOT de segunda generación (ASG DEPOT) ha reavivado el interés de los profesionales por este tipo de formulaciones y permite al psiquiatra tener la posibilidad de mejorar la adherencia, conservando los beneficios del uso de antipsicóticos de segunda generación (ASG) (44).

Los AP DEPOT fueron específicamente formulados para facilitar la liberación sostenida de la droga durante un número de semanas determinado, incrementando el intervalo de dosis requerido para mantener las concentraciones plasmáticas terapéuticas bajo condiciones de estado estacionario (45). Este perfil de liberación del fármaco se logra creando un repositorio extravascular, o depósito, dentro del músculo esquelético desde el cual la droga, con adecuada biodisponibilidad, puede agotarse a lo largo del tiempo a medida que se absorbe a la circulación sistémica (46). Para su efecto retardado, estas preparaciones deben tener una tasa de eliminación de la droga mayor que la tasa de absorción, por lo que la vida media refleja mejor la tasa de absorción que la de eliminación (cinética «*flip-flop*») (7).

3. Beneficios de AP DEPOT sobre AP ORALES

La aparición de ASG orales introdujo mejor tolerancia y menos efectos adversos motores, a pesar de la potencial aparición de síndrome metabólico que algunos de ellos producen (4, 9, 47-49). Por otro lado, existiría una reducción del deterioro frontotemporal progresivo y neuroprotección con el uso de ASG en comparación con antipsicóticos de primera generación (APG) (50). La introducción de ASG orales redujo el uso de AP DEPOT, sin embargo, la adherencia al tratamiento antipsicótico no ha mejorado (11, 51, 52).

Mientras que los AP ORALES y los AP DEPOT comparten similar eficacia, las formulaciones de depósito son superiores en la prevención de recaídas (53), llegando a un 64% menos de recaídas que la medicación oral (54). Por otro lado, los AP DEPOT demostraron menor tasa de abandono por ineficacia respecto a los AP orales (10% *vs.* 30%) (55, 56). Estudios que contemplan condiciones similares a la práctica clínica (*effetiveness trials*, *real world trials* o *practical clinical trials*) han demostrado la superioridad de la utilización de AP DEPOT en la prevención de las hospitalizaciones por sobre los AP ORALES (57). En la Tabla 2 se describen ventajas y desventajas del uso de AP DEPOT.

Tabla 3. Ventajas y desventajas generales del uso de AP DEPOT (18, 43).

Ventajas	Desventajas
- No existe necesidad de administración diaria - Adherencia más clara, superando la adherencia parcial o no-adherencia - Menor probabilidad de recaída o rebote - Menor probabilidad de hospitalización - Menor riesgo de sobreingesta deliberada o accidental - Menor tasa de efectos adversos gastrointestinales - Mayor biodisponibilidad, evitando variabilidad interindividual en la absorción - Menor pico plasmático - Menor dosis efectiva - Concentraciones plasmáticas más estables, sin fluctuaciones "hora a hora" o "día a día" - Conocimiento del psiquiatra en caso de mala adherencia - Mejor respuesta clínica - Mayor satisfacción del paciente - Contacto regular con el profesional - Menor tensión y conflicto familiar	- Mayor latencia para alcanzar meseta plasmática - Menor flexibilidad y mayor dificultad para el ajuste o graduación de dosis - Lenta desaparición de efectos adversos indeseados (severos o intolerables) - Irritación, edema, prurito o dolor en sitio de aplicación, dependiente de la técnica de administración - Percepción del estigma del paciente (información errónea o limitada) - Refrigeración de algunos preparados (2-8° C) - Percepción de enfermedad más severa - No existen formulaciones de todos los AP - Miedo al dolor producido por la inyección - Entramado con ideación paranoide (ej. miedo a ser controlado)

4. Actitudes del psiquiatra frente al AP DEPOT

El 96% de los psiquiatras prefieren los AP DEPOT sólo para casos de SQZ crónica y sólo un 40% lo considera una opción posible para un PEP (58). El uso limitado de los AP DEPOT se encuentra condicionado por la sobreestimación de la adherencia del paciente por parte del profesional, la creencia del manejo complicado de estas preparaciones y su costo económico a corto plazo (32, 58). Además, la utilización de AP DEPOT no es discutida con el paciente en el 50% de los casos (32). A esto se suma que la mayoría de los pacientes tiene una impresión negativa, más coercitiva y estigmatizante del AP DEPOT (58). Actualmente, los psiquiatras prefieren administrarlos en dos tipos (o *clusters*) de pacientes: pacientes con antecedentes de recaída y de pobre adherencia (*cluster* I), o en pacientes con alto niveles de *insight* y de alianza terapéutica (*cluster* II) (58), por lo que numerosos casos o escenarios clínicos quedan excluidos del uso de esta herramienta farmacológica.

A pesar de sus potenciales ventajas minimizando el riesgo de recaídas, mejorando el resultado clínico y contribuyendo a una mejor recuperación, el uso de AP DEPOT se mantiene limitado al tratamiento de mantenimiento de la SQZ crónica y multiepisódica (59-61), y la prevalencia de uso varía de acuerdo al país (39, 55, 62).

5. Pacientes que podrían beneficiarse con el uso de una preparación de AP DEPOT

Existen algunas situaciones clínicas que ameritan la consideración de una preparación de AP DEPOT; en la Tabla 4 se enumeran recomendaciones para su uso. La principal recomendación para un AP DEPOT es la detección de que un paciente sea parcial o no adherente al tratamiento antipsicótico, cualquiera sea la causa de la misma (3, 4, 9, 49).

Existe una serie pacientes con un determinado perfil clínico que podrían verse beneficiados con el uso de preparaciones de AP DEPOT. Entre estos, se puede mencionar aquellos pacientes que poseen una franca respuesta sintomática y funcional seguido de periodos de una escalada sintomática y mayor deterioro psicosocial, lo que se denomina «patrón de adherencia cíclica» (alternan períodos de adherencia con períodos de no-adherencia) (63), que aumenta la probabilidad de generar resistencia al tratamiento *per se* (64). Otro ejemplo, son los casos de «patrón de puerta giratoria» (dos o más internaciones o recaídas en el lapso de 18 meses), estos también podrían beneficiarse con el uso de

AP DEPOT para los cuales hay una ventaja, tanto clínica como farmacoeconómica (65). Un tercer grupo, estaría representado por los casos de «pobre eficacia a pesar de una adecuada adherencia» donde los parámetros farmacológicos juegan un importante papel. Por un lado, la respuesta y sensibilidad farmacodinámica interindividual debe tenerse en cuenta: existe eficacia contra los síntomas positivos y no contra los síntomas negativos, con moderados efectos sobre el *insight* y aumento de la probabilidad de mala adherencia futura (63). Otro ejemplo, es la menor incidencia de efectos adversos de la risperidona de depósito, por ejemplo, en comparación con su preparado oral (66). Por otro lado, las características farmacocinéticas pueden funcionar como barreras para la eficacia oral de un AP (67). Las formulaciones de depósito tienen ventajas al respecto, ya que saltean el obstáculo farmacocinético de la absorción oral como también el primer paso hepático, logrando una dosis constante y estable entre las aplicaciones, durante un tiempo razonable en plasma que hace menos problemático el olvido de dosis (40, 41). Finalmente, otro escenario para pensar en utilizar AP DEPOT es «la mala tolerabilidad con un control sintomático adecuado» en donde la sedación, la disforia inducida por neurolépticos y el síndrome deficitario por antipsicóticos son de mayor relevancia para el paciente que los síntomas extrapiramidales (foco de atención de los psiquiatras) (68), lo que repercute en la alianza terapéutica. Para la risperidona de depósito en comparación con su preparado oral, por ejemplo, existe menor tasa de sedación y efectos anticolinérgicos, por lo que es importante tener en cuenta el aspecto farmacodinámico de la droga (sensibilidad a los efectos adversos) (53).

Los pacientes que definimos como resistentes al tratamiento no son buenos candidatos a recibir AP DEPOT (11); sin embargo, antes de concluir que un paciente es «resistente al tratamiento» se deben descartar otras causas de pseudo-resistencia. Dichos factores pueden contribuir a la «resistencia» más que ser la resistencia *per se*; uno de los más comunes es la no adherencia (63). Para establecer si hay un efecto o no, un plazo razonable para la prueba con AP DEPOT es de 5 a 6 meses (63). Para esto, se deben definir los *targets* sintomáticos a evaluar, por cuanto tiempo hacerlo y el método de evaluación de los mismos (63).

Tabla 4. Recomendaciones posibles de AP DEPOT (3, 4, 9).

Paciente parcial/no adherente al tratamiento antipsicótico
Falta de conciencia de enfermeda (*insight)*
Abuso de sustancias comórbido
Síntomas persistentes (SQZ resistente)
Múltiples descompensaciones psicóticas (paciente multiepisódico)
Ausencia de sostén social o familiar
Ausencia de rutina o razones de logística para la toma oral
Preferencia del paciente

6. AP DEPOT en primer episodio psicótico

La mayoría de los estudios de adherencia al tratamiento farmacológico en pacientes con SQZ, coinciden en que la edad (sujetos jóvenes) es un factor que influye en la mala adherencia al tratamiento antipsicótico (11, 20, 28, 29, 33, 34). Por esto, y porque el mayor deterioro clínico (y en particular cognitivo) y psicosocial ocurre dentro de los primeros 5 años del inicio de la enfermedad, muchos autores sugieren utilizar AP DEPOT en PEP (69), considerándolos una buena opción farmacoterapéutica antes de que ocurra la progresión de la enfermedad asociada a mala adherencia (70). La mala adherencia es común en PEP, y también constituye una de las razones más importantes de recaída (tasa del 70% de recaída dentro del primer año) (71); algunos autores sugieren mayores beneficios del AP DEPOT en esta población (72).

7. Limitaciones de la evidencia respecto a APDEPOT

Para comprender las limitaciones en la evidencia disponible sobre las preparaciones de depósito, es importante primero definir los conceptos de eficacia, efectividad y eficiencia. La eficacia es el efecto o beneficios que proporciona un tratamiento farmacológico dado en circunstancias ideales de uso (ensayos clínicos controlados aleatorizados, ECCA). Este escenario «ideal» tiene como contrapartida que cuando se extrapolan los resultados al mundo real, muchas veces las intervenciones no conservan la misma magnitud de efecto (73); es decir, lo que ganan en validez interna lo pierden en validez externa (generalización). Los estudios de eficacia son con frecuencia estudios de corta duración y por esto las potenciales ventajas de los AP DEPOT pueden subestimarse (55). Además, otra limitación importante en estos estudios es que el mayor control (días de administración, recordatorios) influencia directamente la adherencia al tratamiento (74). Además, es menos probable que los pacientes con mala adherencia (que se beneficiarían con el uso de preparaciones de AP DEPOT) participen en un ECCA, particularmente si incluye medicación inyectable (74). Por todas estas limitaciones, la mejor opción para evaluar a los AP DEPOT son los estudios que determinan efectividad (efecto del tratamiento en la práctica clínica o en condiciones reales de uso) (73). Estos son estudios naturalísticos y a largo plazo (75, 76). Este tipo de estudios se denominan «ensayos del mundo real» (*real world trials*), «ensayos de efectividad» (*effectiveness trials*) o «ensayos naturalistas» (*naturalistic clinical trials*) (77). En estos estudios, el grupo que recibe AP DEPOT puede ser randomizado, aunque no necesariamente existe «enmascaramiento» (73), y presentan la limitación de no tener parámetros definidos, mayor variabilidad, dificultad para estimar el tamaño verdadero del efecto y dificultad para adjudicar una relación causal (pierden en validez interna a costa de ganar en validez externa); por todo esto, generalmente el nivel de evidencia que proveen es 3 o C (9, 73). Otra de las limitaciones es que la mayoría de los pacientes incluidos que reciben AP DEPOT poseen una pobre, baja o nula adherencia (78). Por otro lado, la literatura discute si las ventajas de los AP DEPOT podrían subestimarse por el hecho de que la población de los ensayos es de pacientes hospitalizados y por la corta duración de los mismos (55). Finalmente, no existe estudios de eficiencia, que son aquellos en los que se establece la relación entre los beneficios o resultados clínicos obtenidos y costos o recursos empleados, para los AP DEPOT (73).

En la Tabla 5 se encuentra la descripción de las categorías de evidencia y el grado de recomendaciones de las guías clínicas de la *World Federation of Societies of Biological Psychiatry* (WFSBP) para el tratamiento de la SQZ y el TB, a fin de analizar en los próximos apartados la evidencia científica disponible para cada formulación de depósito.

Tabla 5. Descripción de los niveles de evidencia y el grado de recomendación según la *World Federation of Societies of Biological Psychiatry* (WFSBP, 3, 73, 79).

NIVELES DE EVIDENCIA	DESCRIPCIÓN
A: evidencia completa de estudios controlados	Más de 2 ECCA a doble ciego (mostrando superioridad a placebo) y más de un ECCA contra placebo y comparador activo. En caso de existir estudios negativos deben ser superados por más de 2 ECCA positivos o meta-análisis de todos los estudios disponibles.
B: evidencia limitada de estudios controlados	Más de un ECCA (mostrando superioridad a placebo) y más de un ECCA contra comparador activo. En caso de existir estudios negativos deben ser superados por 2 ECCA positivos o meta-análisis de todos los estudios disponibles, o por lo menos un ECCA que muestre no inferioridad para un tratamiento comparador establecido.
C: evidencia de estudios no controlados, casos informados u opinión de expertos	C1: más de un estudio naturalista abierto o ECCA con n insuficiente y ECCA no negativo. C2: más de un caso informado y un ECCA no negativo C3: opinión de expertos.
D: resultados inconsistentes	Igual número de estudios positivos y negativos
E: evidencia negativa	La mayoría de los ECCA no mostraron superioridad con placebo o fueron inferiores al comparador activo.
F: falta de evidencia	Falta de estudios.
GRADOS DE RECOMENDACIÓN	**DESCRIPCIÓN**
Grado 1	Categoría A + buena relación riesgo-beneficio
Grado 2	Categoría A + moderada relación riesgo-beneficio
Grado 3	
Grado 4	Categoría B
Grado 5	Categoría C
	Categoría D

8. Antipsicóticos de primera generación de depósito *vs.* antipsicóticos de segunda generación de depósito

La evidencia respecto a la comparación entre APG DEPOT y ASG DEPOT es escasa (20). Estudios que compararon risperidona de depósito (risperidona DEPOT) con APG DEPOT mostraron menor tasa de hospitalizaciones (80), mejoría clínica, menor tasa de trastornos del movimiento (81-84), y mejoría del perfil cognitivo (85) a favor de la risperidona DEPOT. A esto se agrega la mejor calidad de vida, calidad de sueño y satisfacción subjetiva por parte del paciente en comparación con el decanoato de haloperidol (83). En contraposición, la risperidona DEPOT produce mayor ganancia de peso y elevación de prolactina que los APG DEPOT (81, 86). Actualmente, no existen estudios que comparen las preparaciones de depósito de paliperidona, aripiprazol u olanzapina con APG DEPOT (3).

Una de las ventajas de los ASG DEPOT sobre los APG DEPOT es que las primeras utilizan vehículos acuosos para su dilución, y no aceitosos (u oleosos), por lo que su aplicación intramuscular es menor dolorosa (44). Los ASG DEPOT están indicados en pacientes con antecedentes de enfermedad de inicio reciente (63). En los casos de pacientes que han recibido APG DEPOT por muchos años es preferible continuar con este tipo de preparaciones y no rotar a un ASG DEPOT (63).

Los ASG DEPOT presentan un mayor costo, por lo que los APG DEPOT son una opción para pacientes con dificultades económicas (87). Por otro lado, el manejo de los efectos adversos motores de los APG DEPOT puede llevar a la necesidad de utilizar anticolinérgicos centrales (ej., biperideno), pudiendo interferir con las funciones cognitivas del paciente (87).

9. Costo-efectividad de los AP DEPOT

Se entiende por efectividad al efecto que producen los tratamientos en la práctica clínica, es decir, en condiciones reales de uso (73). El costo a corto plazo para las preparaciones de AP DEPOT es mayor que para las preparaciones orales, sin embargo, los pacientes que inician AP DEPOT demandan menores costos indirectos en salud (88) por menor tasa de recaídas, menor cantidad de días de internación, y menor cantidad de ausencias laborales (89). Además, algunos estudios encontraron que el uso de AP DEPOT se asocia a menor riesgo suicida y de conducta violenta en pacientes con trastornos psicóticos y abuso de sustancias comórbido (90, 91).

10. Biodisponibilidad de AP DEPOT

Los AP DEPOT poseen mayor biodisponibilidad que las formulaciones orales, evitando fluctuaciones plasmáticas de tipo «hora a hora» o «día a día» (18). El cálculo de dosis total a lo largo del tiempo suele mostrar menores dosis totales para los AP DEPOT que para los AP ORALES, permitiendo el uso de la menor dosis efectiva (44, 92, 93). Una precisa prescripción de AP DEPOT es complicada por su vida media, la liberación retardada y el riesgo de síndrome delirium/sedación postinyección (producido con la formulación de liberación extendida de olanzapina). En líneas generales, y desde el punto de vista clínico, se calcula una aproximación de dosis (44, 92, 93); luego, en caso de reaparición de sintomatología prodrómica o riesgo de recaída, se recomienda la rápida suplementación con AP ORAL para volver a disminuirla gradualmente con posteridad (44, 92, 93).

11. Técnica de inyección y reacciones locales

Los AP DEPOT se administran generalmente por vía intramuscular. La misma busca depositar el antipsicótico bajo la fascia muscular, atravesando el tejido subcutáneo, ya que el músculo presenta mayor rapidez de absorción a través de sus fibras y minimiza las molestias dolorosas al presentar menor inervación sensitiva (44). Las técnica más ampliamente utilizada para la administración de AP DEPOT es la «Técnica en Z», en donde se desplaza la piel hacia un lado sujetando con firmeza y manteniendo la piel donde se introduce, perpendicularmente, la aguja (44). Tras la inyección lenta del fármaco y la retirada rápida de la aguja, se libera la piel inmediatamente, lo que actúa como obturador, cerrando el punto de entrada de la aguja en el músculo, previniendo el reflujo y la irritación del tejido subcutáneo, y consecuente dolor tras la aplicación (44).

El sitio de aplicación de la vía intramuscular es, por convención, el cuadrante supero externo del músculo glúteo mayor. Para disminuir la probabilidad, percepción e intensidad del dolor tras la aplicación, se sugiere ejercer presión previa en la zona durante 10 segundos, así como la rotación interna del fémur que ayuda a relajar el glúteo mayor. Por otro lado, la inyecciones repetidas pueden generar bultos, induraciones o abscesos, por lo que se recomienda alternan los hemicuerpos para la aplicación del AP DEPOT; en caso de su aparición pueden aconsejarse baños calientes, calor local y ejercicio moderado (caminar) para favorecer su absorción (44).

12. Elección del AP DEPOT

La elección del AP DEPOT debe realizarse en términos de dosis, duración, efectividad (eficacia y tolerabilidad), y debe ser individualizada y centrada en el paciente (18). Su utilización no garantiza completa adherencia ya que el paciente puede ausentarse al momento de la aplicación, aunque facilita la detección de la misma (18). La psicoeducación respecto a los beneficios del tratamiento (11), la entrevista motivacional y el consentimiento informado son estrategias que posiblemente pueden ayudar a que el paciente experimente como propia la elección del AP DEPOT para el mantenimiento, y tenga una actitud proactiva y adherente frente a la misma (18, 39, 94).

En líneas generales, de acuerdo a las pautas de tratamiento, inicialmente se aconseja administrar una dosis de AP DEPOT equivalente al 50% de la utilizada con el AP ORAL, debido a la ausencia de primer paso hepático (44, 92, 93), manteniendo la administración oral durante las primeras semanas (44, 92, 93). A su vez, es aconsejable iniciar con la dosis terapéutica más baja posible, administrándola con el mayor intervalo posible de sus indicaciones, ya que no existe evidencia de mejoría de la eficacia del AP DEPOT al acortar los intervalos interdosis (44, 92, 93). En caso de reaparición de sintomatología prodrómica o riesgo de recaída, se recomienda la rápida suplementación con AP ORAL para volver a disminuirla gradualmente con posteridad (44, 92, 93).

A continuación se describe las características farmacológicas de las preparaciones de depósito de los antipsicóticos utilizados en SQZ y TB, y su evidencia científica.

13. Antipsicóticos de primera generación de depósito

13.1 Evidencia científica del uso de APG DEPOT en esquizofrenia

Son escasos los estudios que comparan APG DEPOT contra placebo en pacientes con SQZ, y sólo existen para bromperidol, fluspirileno, flufenazina y haloperidol (3). La evidencia a favor del bromperidol es limitada, sin mostrar superioridad respecto a otros APG DEPOT (95). Existe evidencia a favor del haloperidol decanoato respecto a placebo en la mejoría global de los síntomas esquizofrénicos (96). Un meta-análisis de la Colaboración Cochrane que incluyó 70 estudios demostró superioridad del decanoato de flufenazina sobre el enantato de flufenazina y placebo en relación a la tasa de recaídas (97). Por otro lado, el fluspirileno demostró no ser inferior a otros APG DEPOT (98). Una revisión sistemática y meta-análisis llevada a cabo por Adams y *col.* mostró que ningún APG DEPOT es superior en eficacia respecto a otros APG DEPOT (99). Por último, las guías del *Schizophrenia Patient Outcomes Research Team* (PORT) recomiendan el uso de decanoato de haloperidol y decanoato de flufenazina para el tratamiento de mantenimiento de la SQZ (3, 100).

Por todo esto, la actualización de la guía de la *World Federation of Societies of Biological Psychiatry* (WFSBP) (3) del 2013 sostiene que existe buena evidencia para el uso de APG DEPOT para la prevención de recaídas en SQZ con grado de evidencia A y grado de recomendación 1 (3). Sin embargo, la WFSBP sostiene que no existen diferencias en la eficacia de los AP ORAL de primera generación y los APG DEPOT (grado de evidencia A; grado de recomendación 1) (3).

13.2 APG DEPOT disponibles en Argentina

Decanoato de haloperidol (Halopidol decanoato)

El decanoato (101) de haloperidol se comenzó a comercializar en 1986, siendo su molécula activa el haloperidol. El éster de decanoato de haloperidol está disuelto en aceite de sésamo (solución oleosa) (87, 102). Su indicación es para pacientes con SQZ que requieren tratamiento antipsicótico parenteral prolongado.

Aplicación: vía intramuscular (IM) profunda; no existe sitio específico recomendado para hacerlo. Por convención, se aplica en el glúteo.

Presentación: en Argentina existen presentaciones de 1 y 3 ml (cada ml contiene 50 mg Haloperidol, igual a 70,52 mg de decanoato de haloperidol). En otros países existen preparados de 100 mg.

Intervalo de dosis recomendado: cada 4 semanas.

Dosis máxima recomendada: 9 ml (450 mg) por mes.

Dosificación inicial: la primera inyección no debe superar los 2 ml (100 mg). De ser necesario mayor dosis, a la semana de la primera aplicación se complementa con 1 ml (50 mg). Al ser un preparado en solución, el primer día de aplicación se pueden administrar 2/3 de una ampollar de 3 ml o 2 ampollas de 1 ml (APLICACIÓN 1); a la semana, una ampolla de 1 ml (APLICACIÓN 2). De ser necesarias dosis superiores a 3 ml, administrar el resto 3 a 7 días después de la APLI-

CACIÓN 2, para completar la dosis inicial total. El máximo a aplicar por sitio de inyección es de 3 ml.

Cálculo de dosis: se debe multiplicar la dosis diaria de haloperidol vía oral por 10 o 15 en el caso de que el tratamiento vía oral con haloperidol sea <10 mg/día y el paciente se encuentre estable psicopatológicamente. Si el tratamiento vía oral es ≥ 10 mg/día o existe sintomatología aguda exacerbada (reagudización) o riesgo de recaída, se debe multiplicar la dosis por 20. El resultado de ambos cálculos son los mg de haloperidol decanoato que debe recibir el paciente mensualmente (103-105). Como regla general, cada ml de decanoato de haloperidol es igual a 2,5 mg/día de haloperidol oral.

Cambio oral por depósito: durante las primeras 2 semanas luego de la aplicación total inicial de decanoato de haloperidol, se debe disminuir el haloperidol oral a un 50% (25% si no hay control sintomático completo). Si el criterio clínico lo indica (buena evolución o ausencia de empeoramiento de síntomas), continuar con una disminución del 25% a 50% más de haloperidol vía oral durante las segundas 2 semanas. Desde la semana 5 (coincidiendo con la segunda aplicación de decanoato de haloperidol) continuar haciendo el descenso del 25% a 50% de la medicación oral restante. Para evitar aumentos indeseados de concentración plasmática, la dosis de decanoato de haloperidol puede disminuirse un 25% a partir de la segunda aplicación total (103).

Suplemento con AP ORAL: no se requiere. Es de buena práctica evaluar la tolerancia previa con haloperidol vía oral, por lo menos por una semana.

Efectos adversos: los efectos adversos más importantes son los síntomas extrapiramidales (SEP) y la hiperprolactinemia. En caso de ser necesario, se puede utilizar biperideno para el manejo de los efectos adversos motores. Si por alguna razón se suspende el decanoato de haloperidol, el tratamiento anticolinérgico central se debe mantener por 4 semanas desde la discontinuación definitiva del APG DEPOT.

Contraindicaciones: estados comatosos, depresión del SNC, hipersensibilidad y Enfermedad de Parkinson.

Palmitato de pipotiazina (Piportil 14)

La pipotiazina es una fenotiazina piperidínica que no posee presentación oral, por lo que la imposibilidad de evaluar previamente tolerancia oral es una de sus principales desventajas. El preparado oleoso (aceite de coco) es un éster palmítico de pipotiazina (105) que no posee indicaciones aprobadas por la FDA (*Food and Drug Administration*).

Aplicación: vía IM profunda sólo en glúteo mayor.

Presentaciones: ampollas de 1 y 4 ml (cada ml contiene 25 mg). Los envases contienen 3 ampollas de 1 ml o 1 ampolla de 4 ml.

Intervalo de dosis: cada 4 semanas (en casos puntuales se puede aplicar cada 2 semanas).

Dosis máxima: 200 mg cada 4 semanas o 100 mg cada 2 semanas.

Dosis recomendada: 75 mg cada 4 semanas. Rango de dosis recomendada: 50 a 100 mg cada 4 semanas.

Suplemento con AP ORAL: se requiere tratamiento antipsicótico vía oral (con otro antipsicótico disponible en formulación oral) durante las primeras 2 semanas desde la aplicación del depósito.

Efectos adversos: lo más frecuente es el aumento de peso (similar al resto de las fenotiazinas), pero presenta menor frecuencia de hipotensión ortostática y sedación que otras fenotiazinas de baja potencia. Presenta menos SEP que el decanoato de haloperidol. En caso de ser necesario, se puede utilizar biperideno para el manejo de los efectos adversos motores. Si por alguna razón se suspende el palmitato de pipotiazina, el tratamiento anticolinérgico central se debe mantener por 4 semanas desde la discontinuación definitiva del APG DEPOT.

Equivalencias con decanoato de haloperidol: la dosis recomendada es de 75 mg de palmitato de pipotiazina (3 ampollas de 1 ml) cada 4 semanas. Esto equivale a 3 ml de decanoato de haloperidol (es decir, 7.5 mg/día de haloperidol oral); cada 1 mg/día de haloperidol se corresponden 10 mg/mes de palmitato de pipotiazina. Por lo tanto, la dosis máxima mensual de pipotiazina equivale a 10 - 20 mg/día de haloperidol oral a 4 - 6 ml de decanoato de haloperidol.

Decanoato de zuclopentixol (Clopixoldepot)

El zuclopentixol posee formulación para su administración vía oral (comprimidos de 10 mg; siendo el rango de dosis recomendada de 20 - 60 mg/día), por lo que puede evaluarse su tolerancia oral previa. El preparado de depósito de decanoato esterificado de zuclopentixol (105) tiene la ventaja de disponer también de una preparación parenteral de acción rápida con el fin de facilitar su dosificación. No posee aprobación alguna por la FDA.

Aplicación: vía IM profunda en glúteo mayor cada 2 o 4 semanas.

Presentación: ampollas de 1 ml que contiene 200 mg de zuclopentixol. En otros países se comercializan ampollas de 1 ml con 500 mg.

Intervalo de dosis: cada 4 semanas (en casos puntuales se puede aplicar cada 2 semanas).

Dosis inicial: 100 mg (1/2 ampolla). Luego de 1 semana, administrar 100 a 200 mg (1/2 o 1 ampolla).

Dosis recomendada: 150-300 mg cada 2 a 4 semanas (frecuencia y dosis flexible de acuerdo a necesidad).

Cálculo de conversión de zuclopentixol oral: la dosis oral/día multiplicada por 8 es la cantidad de mg de decanoato de zuclopentixol que se deben aplicar cada 2 semanas.

Equivalencias: 1 ampolla (1 ml) cada dos semanas es igual a 25 mg/d de zuclopentixol vía oral.

Ventajas: la primera ampolla de decanoato de zuclopentixol se puede aplicar al mismo tiempo (cargadas en la misma jeringa) con el preparado intramuscular de acción rápida a fin de tener un inicio de acción rápido.

Acetato de zuclopentixol (Clopixol Acutephase)

Este preparado (105) tiene la ventaja de poder ser administrado cada 2 a 3 días con el objetivo de conseguir sedación inicial y transitoria, por lo que es ideal en los episodios de excitación, agitación o agresividad psicótica.

Aplicación: vía IM profunda de liberación rápida (se hidroliza rápidamente) en el glúteo mayor.

Preparaciones: en Argentina se comercializa en ampollas de 1 ml que contienen 50 mg; existen preparados de 2 ml (100 mg) en otros países.

Forma de uso: posee una duración de acción de 2 a 3 días, pudiendo volver a aplicarse con esa frecuencia hasta un periodo máximo de 2 semanas; la máxima dosis acumulada es de 400 mg (6 ampollas durante 2 semanas).

Rango de dosis: 50 mg a 150 mg (1 ml a 3 ml).

Ventaja: luego de utilizar el acetato de zuclopentixol, se puede realizar el pasaje a zuclopentixol oral o depósito. Para comenzar con zuclopentixol oral, por cada 100 mg (2 ml) de acetato, se comenzará con 40 mg/d de zuclopentixol oral en posología fraccionada (cada 8 hs. o 12 hs.). De ser necesario, luego se puede titular hasta llegar a la dosis necesaria. Otra ventaja es la posibilidad de administrar en la misma jeringa la última dosis del acetato y la primera del decanoato de zuclopentixol.

14. Antipsicóticos de segunda generación de depósito

14.1 Parámetros farmacocinéticos generales

Para todos los ASG DEPOT, la dosis no debe aumentarse hasta no llegar al estado estacionario, debido a que la respuesta óptima del fármaco en relación con su pico plasmático no ha sido alcanzada. Por esto, recién a las 4 semanas de la aplicación del ASG DEPOT se puede evaluar el efecto clínico de concentraciones plasmáticas estables del fármaco. El tiempo en llegar al estado estacionario permite al clínico saber cuándo, bajo una misma posología, el proceso de acumulación alcanza su límite práctico. La cinética de estas preparaciones se denomina «*flip-flop*»; es decir, para las drogas de liberación extendida o prolongada (como los ASG DEPOT), donde el paso limitante de la velocidad de disposición de la droga es la absorción, la vida media refleja en gran medida la velocidad y extensión de este proceso en lugar de la eliminación.

14.2 ASG DEPOT disponibles en Argentina

Risperidona de depósito (Risperdal Consta®)

La risperidona de depósito (risperidona DEPOT (106)) se encuentra aprobada por la FDA para el tratamiento de la SQZ y el mantenimiento del TB I en monoterapia o como coadyuvante de litio o valproico.

Aplicación: vía IM profunda en deltoides o glúteo mayor (alternar hemicuerpo cada dos semanas).

Formulación: la preparación es un polvo blanquecino que contiene los polímeros biodegradables encapsulados en microesferas para su reconstitución; debe suspenderse en un diluyente acuoso especial, límpido e incoloro que acompaña a la preparación. No se encuentra en solución, por lo que no debe fraccionarse la jeringa (la mitad de la jeringa no es necesariamente equivalente a la mitad de la dosis). Al estar en vehículo acuoso, su aplicación es menos dolorosa que los preparados esterificados oleosos de APG DEPOT.

Requiere refrigeración: la preparación es sensible a la temperatura. El preparado debe conservarse entre 2-8 °C (heladera). Fuera de la heladera, si el preparado se encuentra a temperaturas entre 8°C y 25

°C, se debe utilizar en un lapso no mayor a 7 días. En caso de encontrarse a temperaturas superiores a 25 °C, la formulación debe aplicarse en las 6 hs. subsiguientes.

Farmacocinética: la vida media de la risperidona más la 09-hidroxi-risperidona (su metabolito activo) es de 3 a 6 días y está relacionada con la erosión de las microesferas y subsecuente absorción de risperidona en el sitio de inyección. Posee una liberación trifásica: la **fase de ruptura** (libera < 1% de la dosis), la **fase de latencia** (3 semanas de mínima liberación de la droga, coincidente con el suplemento AP ORAL) y **fase de liberación** (3 semanas de liberación con un periodo de 2 semanas de «*input*» de risperidona de orden 0, cantidad liberada constante) (107, 108). La vida media no cuenta las primeras dos fases (7). Por todo esto, la menor vida media respecto de otras formulaciones de depósito está relacionada con el perfil de liberación de los polímeros (lactido-co-glycolido) de las microesferas.

Intervalo de dosis recomendado: cada 2 semanas. El aumento de dosis debe hacerse cada 4 semanas para la correcta evaluación del efecto clínico de concentraciones plasmáticas estables.

Rango de dosis: 25-50 mg vía intramuscular cada 2 semanas.

Dosis máxima recomendada: 50 mg cada dos semanas; dosis mayores aumentan el riesgo de efectos adversos.

Preparados (inyecciones): 12.5 mg (2ml);
25 mg (2 ml);
37.5 mg (2 ml);
50 mg (2 ml).

Las ampollas de 12.5 mg y 50 mg no se encuentran disponibles en Argentina.

Suplemento con AP ORAL: se requieren 3 semanas de suplemento con AP ORAL luego de la primera inyección de risperidona DEPOT para mantener los niveles terapéuticos hasta que haya comenzado la liberación principal de risperidona del lugar de inyección; luego, comenzar la discontinuación de la formulación oral. Además, se debe evaluar tolerabilidad oral previamente; en líneas generales, si el paciente tolera 2 mg/día de risperidona oral durante dos semanas, tolerará 1 ampolla de 25 mg cada 2 semanas.

Cinética: «*flip-flop*»; la velocidad de absorción es menor que la velocidad de eliminación.

Tiempo hasta el estado estacionario: luego de 4 inyecciones (6 semanas), manteniéndose por 4 a 6 semanas desde la última inyección.

Olvidos: si pasaron menos de dos semanas de la aplicación olvidada (es decir, menos de 28 días de la última aplicación) no es necesario suplementar con risperidona oral. En caso de que el olvido supere este periodo, se debe suplementar con risperidona oral por 3 semanas.

Contraindicación relativa: embarazo; no se ha establecido la seguridad de la risperidona de depósito en el embarazo, por lo que su uso es permitido si los beneficios superan a los posibles riesgos.

Contraindicación absoluta: lactancia; se ha demostrado que la risperidona y la 9-hidroxi-risperidona se excretan por leche materna, por lo que su uso debe evitarse durante la lactancia. Se encuentra contraindicada en los casos de hipersensibilidad conocida a la risperidona.

Situaciones especiales: iniciar con 12,5 mg en casa de insuficiencia renal o hepática o antecedente de mala tolerabilidad a antipsicóticos.

Efectos adversos: los efectos adversos más comunes en SQZ (>5%) son cefaleas, parkinsonismo, mareos, acatisia, fatiga, constipación, dispepsia, sedación, aumento de peso, dolor en extremidades y sequedad bucal (87). En pacientes con TB los efectos adversos más comunes son el aumento de peso (5% en monoterapia), y temblor y parkinsonismo (≥10% como adyuvante) (87).

Evidencia científica acerca del empleo de risperidona de depósito en esquizofrenia

En un trabajo ECCA multicéntrico de 12 semanas, la risperidona DEPOT demostró superioridad en relación al placebo para el control de los síntomas de la enfermedad evaluada con la escala PANSS (109). Otros dos ECCA respaldan estos resultados y demostraron mejor respuesta al tratamiento en comparación con placebo (110, 111). Al comparar formulación de depósito *versus* formulación oral, la risperidona DEPOT demostró eficacia superior respecto a la sintomatología positiva de la SQZ medida con la escala PANSS y en el perfil de efectos adversos en comparación con risperidona oral (112). En esta línea, estudios naturalísticos con seguimiento a 2 años encontraron que la formulación de depósito de risperidona fue superior a la formulación oral de risperidona y olanzapina en relación a la impresión clínica global y en el número de hospitalizaciones (78), resultados que se mantuvieron luego de 24 meses de seguimiento (113). Finalmente, en una cohorte de pacientes con SQZ, Grimaldi-Bensouda y colaboradores demostraron que el uso de risperidona DEPOT redujo el riesgo de hospitalizaciones en comparación con otras formulaciones de depósito y formulaciones orales de APG y ASG (80).

En un ECCA prospectivo en PEP, la risperidona DEPOT demostró mejor tolerabilidad y mayor adherencia al tratamiento que la formulación oral de la misma droga (114). En otro estudio abierto con seguimiento a dos años en PEP, el 64% de la población en estudio alcanzó la remisión y el 94% de estos mantuvo ese estado al finalizar el estudio (115). Kissling y colaboradores han demostrado que la formulación de depósito de risperidona es segura y bien tolerada a largo plazo en pacientes con SQZ mayores de 65 años (116). Por último, en un subgrupo de pacientes esquizofrénicos con comorbilidad con abuso de sustancias, la risperidona DEPOT demostró ser superior al decanoato de zuclopentixol en un estudio abierto, controlado y randomizado con seguimiento de 6 meses (117). En la Tabla 6 se encuentra el grado de recomendación y la categoría de evidencia para la risperidona DEPOT en SQZ.

Tabla 6. Grado de evidencia y recomendación de risperidona DEPOT para el tratamiento de la esquizofrenia (SQZ) (3).

Uso de risperidona DEPOT	Nivel de evidencia	Grado de recomendación (WFSBP)
Tratamiento de mantenimiento de la SQZ	A	1
Superioridad de risperidona DEPOT sobre risperidona oral	C	4
Risperidona DEPOT en PEP de SQZ y en pacientes ancianos con SQZ	B	3

Evidencia científica de risperidona de depósito en trastorno bipolar

La risperidona DEPOT se encuentra aprobada por la FDA como primera línea para el tratamiento en fase de mantenimiento del TB desde 2009 (118), tanto en monoterapia como en el tratamiento coadyuvante para aumentar la eficacia anti maníaca tanto del litio como del divalproato (118).

A diferencia de su formulación oral, existe dos ECCA publicados sobre fase de mantenimiento del TB con risperidona DEPOT (3), ambos con muestra enriquecida (población respondedora a risperidona). La mayor proporción de pacientes recibió dosis de 25 mg de risperidona DEPOT cada dos semanas (118). En el estudio de Quiroz y colaboradores de 2010, el tiempo hasta la recurrencia de un episodio afectivo hipomaníaco o maníaco fue significativamente mayor para el grupo de risperidona DEPOT en comparación con el grupo placebo (119). En el segundo ECCA de 2012, Vieta y colaboradores. incluyeron una tercera rama de sensibilidad del ensayo con olanzapina. La risperidona DEPOT mostró diferencias significativas en el tiempo de recurrencia de episodios hipomaníacos o maníacos y mixtos respecto a placebo, pero no en el tiempo de recurrencia de episodios depresivos (120, 121); por su parte, la olanzapina demostró ser significativamente superior al placebo y a la risperidona DEPOT en todas las variables (118).

Es importante destacar que la risperidona DEPOT posee un ECCA con resultados positivos en pacientes con ciclado rápido (cuatro o más episodios del estado del ánimo en los últimos 12 meses) (122), manteniendo la diferencia significativa para el retraso de recaídas maníacas en un análisis *post hoc* (120). Por esto, la risperidona DEPOT es el fármaco con mayor evidencia disponible en estos casos (118). En la Tabla 7 se encuentra el grado de recomendación y la categoría de evidencia para la risperidona DEPOT en TB.

Tabla 7. Grado de evidencia y recomendación de risperidona DEPOT para el tratamiento de mantenimiento del trastorno bipolar (TB) (3, 49).

Uso de risperidona DEPOT	Nivel de evidencia (en muestra enriquecida*)	Grado de recomendación WFSBP 2013	Grado de recomendación CANMAT 2013
Cualquier episodio afectivo	Nivel D (resultados inconsistentes)	-	-
Episodios depresivos	Nivel E (evidencia negativa)	-	-
Episodios maníacos	Nivel A (evidencia completa)	2	1
Cicladores rápidos	Nivel B (evidencia limitada de estudios controlados: al menos 1 ECCA)	-	-

*La categoría de evidencia en muestra enriquecida es «F» (falta de evidencia).

Palmitato de paliperidona formulación mensual (Invega Sustenna®)

La paliperidona de depósito mensual se encuentra aprobada por la FDA para el tratamiento de la SQZ o el trastorno esquizoafectivo previamente estabilizado con paliperidona o risperidona. En casos de necesidad, en pacientes que no alcancen la estabilidad, se puede implementar en psicosis de gravedad leve a moderada o con antecedentes de respuesta a paliperidona o risperidona (124). Se indica para el tratamiento de la SQZ y para la prevención de recaídas de la SQZ en adultos. Además, está indicada para el tratamiento del trastorno esquizoafectivo como monoterapia y como complemento de los antidepresivos y/o estabilizadores del estado de ánimo.

Aplicación: vía IM profunda la primera y segunda dosis en músculo deltoides (en donde alcanza concentraciones más rápido), mientras que las subsiguientes pueden aplicarse en el músculo glúteo mayor o en el deltoides, en forma indistinta.

Formulación: suspensión en jeringa precargada directamente para su uso.

Dosificación (posología de inicio): 150 mg el día 1 y luego 100 mg el día 8.

Intervalo de dosis recomendado: cada 4 semanas.

Preparados: 78 mg = 50 mg eq. (0,5 ml) = 3 mg/día oral
117 mg = 75 mg eq. (0,75 ml) = 6 mg/día oral
156 mg = 100 mg eq. (1 ml) = 9 mg/día oral
234 mg = 150 mg eq. (1,5 ml) = 12 mg/día oral

*Las dosis de palmitato de paliperidona (combinado con excipientes) están expresados en mg equivalentes de paliperidona (molécula activa).

Suplemento con AP ORAL: no se requiere (123). En caso de que el paciente tenga tratamiento oral previo, el mismo se suspende el día de la primera inyección de palmitato de paliperidona.

Cambio desde otros antipsicóticos orales: Si se encuentra con aripiprazol, olanzapina o quetiapina, primero se debe rotar a risperidona o paliperidona, para evaluar tolerancia.

Cambio desde risperidona DEPOT: la primera aplicación de palmitato de paliperidona debe aplicarse en la fecha que correspondería la aplicación de risperidona DEPOT, sin inconvenientes para su cambio.

Cambio desde otros AP DEPOT: el día que corresponde la inyección del AP DEPOT, se aplica la dosis de palmitato de paliperidona sin posología de inicio.

Tabla 8. Equivalencias entre palmitato de paliperidona y risperidona DEPOT.

PALMITATO PALIPERIDONA	RISPERIDONA DE DEPOT
50 mg mensualmente	25 mg cada dos semanas
75 mg mensualmente	37,5 mg cada dos semanas
100 mg mensualmente	50 mg cada dos semanas

Tiempo hasta el estado estacionario: para la inyección de 25 mg es de 30 semanas y para la de 150 mg es de 42 semanas (124).

Farmacocinética: el palmitato se hidroliza a paliperidona y posee una vida media de 25-49 días, alcanzando una concentración máxima a los 13 días de la aplicación. La única interacción farmacocinética de relevancia es con la carbamacepina, la cual aumenta el *clearence* renal de paliperidona. No posee interacción alguna a nivel hepático.

Situaciones especiales: no ajustar posología en insuficiencia hepática leve o moderada. No administrar en insuficiencia hepática severa.

Ajustar posología en insuficiencia renal leve: primera aplicación de 100 mg el día 1, segunda aplicación de 75 mg el día 8, y una aplicación de mantenimiento de 50 mg (rango: 25-100). Contraindicado en insuficiencia renal moderada o severa.

Olvidos: para la aplicación mensual existe un rango aceptable de aplicación de ±7 días; para la dosis del día 8 existe un rango aceptable de ± 2 días. Si pasan menos de 6 semanas de la última aplicación, se debe aplicar el palmitato de paliperidona de inmediato. Si pasan más de 6 semanas, se debe aplicar una dosis inmediatamente y otra de refuerzo a los 7 días. Si han pasado más de 6 meses de la última aplicación, se debe iniciar el esquema *de novo*.

Contraindicación relativa: embarazo; no se ha establecido la seguridad del palmitato de paliperidona en el embarazo, por lo que su uso es permitido si los beneficios superan a los posibles riesgos.

Contraindicación absoluta: lactancia; se ha demostrado que la risperidona y la 9-hidroxi-risperidona se excretan por leche materna, por lo que su uso debe evitarse durante la lactancia. Se encuentra contraindicada en los casos de hipersensibilidad conocida a la risperidona o a la paliperidona.

Ventajas: la paliperidona ha demostrado ser mejor tolerada y producir menor aumento de peso que la risperidona; además, a diferencia de esta última, no requiere suplemento AP ORAL, el volumen de inyección es menor, no requiere refrigeración, las jeringas son precargadas y no son microesferas, la frecuencia de inyecciones es menor y la aguja es más pequeña (87). Por otro lado, no posee el riesgo de sedación de la olanzapina de depósito. Produce síntomas extrapiramidales de manera dosis dependiente, aunque raramente se han reportado disquinesias tardías. Sin embargo, se cree que es la molécula responsable de la hiperprolactinemia atribuible a risperidona (44).

Efectos adversos: dolor en sitio de inyección (18,6%), insomnio (16,8%), aumento de peso (11,9%), acatisia (11,1%), ansiedad (10,6%) (75).

Evidencia de paliperidona palmitato de depósito en esquizofrenia

Fue aprobada por la FDA de acuerdo a resultados publicados en cuatro estudios a corto plazo que compararon paliperidona palmitato con placebo (125), en donde el AP DEPOT demostró mayor eficacia en diferentes dominios sintomáticos (125).

En un trabajo controlado y randomizado, pacientes con SQZ se dividieron en 3 grupos, los cuales recibieron placebo, una inyección de 50 mg de palmitato de paliperidona o 100 mg de palmitato de paliperidona en los días 1, 8 y 36, respectivamente (126). Ambas dosificaciones fueron superiores a placebo con respecto a la reducción del total de la PANSS y en la impresión clínica global (126). Además, paliperidona palmitato fue mejor tolerada, pero presentó mayor aumento de peso que el grupo placebo (126). En otro estudio de muestra enriquecida de pacientes esquizofrénicos (estabilizados con paliperidona palmitato por 9 semanas), comparado con placebo, el fármaco de dósito demostró ser superior en el tiempo hasta la recaída (127). Otro estudio doble ciego de 13 semanas con 388 pacientes con SQZ compararon tres dosificaciones de palmitato de paliperidona (50, 100, 150 mg) con placebo. En este estudio, sólo 100 mg de paliperidona palmitato mostró un efecto significativo en las puntuaciones de la PANSS (128). Otros dos estudios de 13 semanas de seguimiento con un diseño similar (25, 100, 150 mg de palmitato de paliperidona *versus* placebo) mostró ser superior para reducir los puntajes de la PANSS en todos los grupos de tratamiento en comparación con placebo en una muestra de pacientes con SQZ con exacerbación sintomática aguda (129, 130). Dos estudios comparativos (un ECCA doble ciego de 13 semanas y un estudio abierto) han mostrado que la paliperidona palmitato no es inferior en el largo plazo a la risperidona DEPOT, teniendo ambas drogas un perfil de efectos adversos similares (131, 132).

En la Tabla 9 se encuentra el grado de recomendación y la categoría de evidencia para la paliperidona palmitato en SQZ según la WFSBP.

Tabla 9. Grado de evidencia y recomendación de paliperidona palmitato para el tratamiento de la esquizofrenia (SQZ) (3).

Uso de paliperidona palmitato	Nivel de evidencia	Grado de recomendación (WFSBP)
Tratamiento de mantenimiento de la SQZ.	A	1
Eficacia similar a paliperidona oral	A	1
Eficacia similar a risperidona DEPOT	A	1

Palmitato de paliperidona formulación trimestral (Invega TrinzaTM®)

No disponible en Argentina, la paliperidona palmitato inyección trimensual (133) ha sido aprobada en 2015 por la FDA para el tratamiento de la SQZ previamente estabilizada con paliperidona palmitato mensual por lo menos durante 4 meses.

Aplicación: vía IM profunda en músculo deltoides o glúteo mayor.

Formulación: suspensión en jeringa precargadargada directamente para su uso.

Intervalo de dosis recomendado: cada 3 meses.

Preparados (inyecciones): 273 mg = 175 mg eq. (0,5 ml);
410 mg = 263 mg eq. (0,75 ml);
546 mg = 350 mg eq. (1 ml);
819 mg = 525 mg eq. (1,5 ml)

Suplemento con AP ORAL: sólo se puede usar luego de un adecuado tratamiento con palmitato de paliperidona formulación mensual (Invega Sustenna®) por lo menos por 4 meses.

Tiempo hasta el estado estacionario: para la inyección en deltoides es de 420-475 días y para la inyección en glúteo es de 590-695 días (7).

Contraindicación relativa: embarazo; no se ha establecido la seguridad del palmitato de paliperidona en el embarazo, por lo que su uso es permitido si los beneficios superan a los posibles riesgos.

Contraindicación absoluta: lactancia; se ha demostrado que la risperidona y la 9-hidroxi-risperidona se excretan por leche materna, por lo que su uso debe evitarse durante la lactancia. Se encuentra contraindicada en los casos de hipersensibilidad conocida a la risperidona o a la paliperidona.

Olanzapina pamoato de depósito (ziprexa relpevv)

Este preparado (134) aún no está disponible aún en Argentina (comercializado en EE. UU. desde 2009).

Aplicación: vía IM profunda en músculo glúteo mayor, no en deltoides.

Formulación: Polvo para su reconstitución.

Dosificación (posología de inicio):

Si el paciente recibe 10 mg/día de olanzapina vía oral: se recomienda iniciar con 210 mg cada 2 semanas o 405 cada 4 semanas, y evaluar dos meses después la reducción a 150 mg cada 2 semanas o 300 cada 4 semanas.

Si el paciente recibe 15 mg/día de olanzapina vía oral: se recomienda iniciar con 300 mg cada 2 semanas, y evaluar dos meses después la reducción 210 mg cada 2 semanas o 405 cada 4 semanas.

Si el paciente recibe 10 mg/día de olanzapina vía oral: se recomienda de inicio y de mantenimiento 300 mg cada 2 semanas.

Intervalo de dosis recomendado: cada 2 a 4 semanas, dependiendo de dosis o régimen.

Preparados: inyecciones de 150 mg (1 ml); 210 mg (1,4 ml); 300 mg (2 ml); 405 mg (2,7 ml).

Suplemento con AP ORAL: no se requiere.

Tiempo hasta el estado estacionario: aproximadamente 3 meses después del *switch* desde olanzapina oral.

Contraindicaciones: las mismas que para olanzapina vía oral.

Cuidados especiales: se requiere de un monitoreo estricto de 3 hs. post inyección por la posibilidad de síndrome sedación/delirium post-inyección (SSPI) por olanzapina, efecto secundario poco común pero potencialmente grave (1,4% de los pacientes y 0,07% de las inyecciones administradas) (135). El SSPI consiste en desorientación, confusión, ataxia y disartria (delirium), somnolencia y sedación (sedación), sintomatología compatible con intoxicación con olanzapina, y se produce en las horas subsiguientes a la aplicación intramuscular del antipsicótico, comenzando aproximadamente a los 25 minutos (136). Se cree que su producción está asociada a la administración intravascular parcial (accidental) o rotura de vaso sanguíneo durante la aplicación (136). Debido al preparado con base de sal, al tomar contacto con la sangre grandes cantidades de olanzapina son liberadas al torrente sanguíneo (137).

Según la WFSBP, el monitoreo estricto de 3 hs. post inyección posee categoría de evidencia C, con grado de recomendación 4 (3).

Evidencia científica de olanzapina pamoato en el tratamiento de la esquizofrenia (SQZ)

En un ECCA doble ciego de 8 semanas, comparando pacientes con SQZ asignados aleatoriamente para recibir 210 mg/2 semanas, 300 mg/2 semanas o 405 mg/4 semanas de olanzapina pamoato o placebo/2 semanas luego de 3 días, las dosis altas fueron superiores al placebo con respecto a la reducción de las puntuaciones de PANSS, y esta superioridad se alcanzó para las tres dosis después de 1 semana de tratamiento (138). Sin embargo, el pamoato de olanzapina condujo a más sedación y peso respecto al placebo (138). En un ECCA doble ciego de 24 semanas, los pacientes con SQZ previamente estabilizados con olanzapina oral fueron asignados al azar a tratamiento con una de tres dosis diferentes de olanzapina pamoato (150 mg/2 semanas, 405 mg/4 semanas, 300 mg/2 semanas), a una dosis baja de olanzapina pamoato (45 mg/4 semanas) y a la dosis de estabilización de olanzapina oral (139).Todos los grupos que recibieron olanzapina pamoato permanecieron libres de exacerbaciones sintomáticas, demostrando una eficacia similar al grupo de olanzapina oral (139). Las dosis estándar fueron superiores a las dosis muy bajas, y los efectos secundarios metabólicos aumentaron con dosis cada vez mayores de olanzapina (139). En la Tabla 10 se encuentra el grado de recomendación y la categoría de evidencia para la olanzapina pamoato en SQZ según la WFSBP.

Tabla 10. Grado de evidencia y recomendación de olanzapina depot para el tratamiento de la esquizofrenia (SQZ) (3).

Uso de olanzapina DEPOT	Nivel de evidencia	Grado de recomendación (WFSBP)
Tratamiento de mantenimiento de la SQZ.	(A)/B	(2)3
Monitoreo post-inyección	C	4

Si bien no se trata de una formulación de depósito, por la importancia de su aplicación parenteral en la SQZ y el TB se describe a continuación la formulación intramuscular de acción rápida de la olanzapina.

Olanzapina intramuscular de acción rápida (zyprexa IM)

La olanzapina intramuscular de acción rápida se encuentra aprobada para la agitación aguda en pacientes con SQZ y en el TB tipo I en fase maníaca (105) y se encuentra disponible en Argentina. También puede ser utilizada para iniciar la dosificación de olanzapina oral (105).

Dosis inicial: ampolla de 10 mg. Se puede repetir 5 a 10 mg luego de 2 hs. de la primera aplicación.

Máxima dosis: 20 mg/día y por un máximo de 3 días consecutivos.

Latencia de acción: 15 a 30 minutos.

Situaciones especiales: comenzar con 2,5 a 5 mg en presencia de insuficiencia renal o hepática o en ancianos.

Cuidados especiales:

1) La olanzapina intramuscular no debe administrarse conjuntamente con benzodiacepinas parenterales por el riesgo elevado de depresión cardiorrespiratoria. En caso de ser necesario el uso de estas últimas, se debe esperar, al menos, 1 hora después de la olanzapina intramuscular (93, 104, 105).

2) Luego de la inyección, de deben monitorear los signos vitales del paciente por un lapso de 4 hs. por riesgo de hipotensión, bradiarritmias e hipoventilación (93, 104, 105).

Aripiprazol de depósito (Abilify Maintena TM®)

Este preparado (140) no disponible actualmente en Argentina (si en EE. UU. desde 2013). Es ideal su uso en pacientes en los cuales los niveles de prolactina y el aumento de peso son un problema clínicamente relevante (87).

Aplicación: vía IM profunda en músculo glúteo mayor; en el músculo deltoides sólo se permite la aplicación de 441 mg.

Formulación: Polvo liofilizado para su reconstitución.

Suplemento con AP ORAL: Primero se deben iniciar 10 mg/día de aripiprazol y mantenerlo 14 días luego de la primer aplicación debido a que la tasa de liberación del aripiprazol de depósito es insuficiente las primeras 2 semanas.

Cinética: tipo «*flip-flop*».

Preparados (inyecciones):

441 mg = 300 mg eq. (1,6 ml) = 10 mg/día oral

662 mg = 450 mg eq. (2,4 ml) = 15 mg/día oral

882 mg = 600 mg eq. (3,2 ml) = 20 mg/día o más oral

Intervalo interdosis: mensual (no antes del día 26).

Contraindicaciones: hipersensibilidad al aripiprazol.

Ventajas: baja incidencia de aumento de peso e hiperprolactine-mia (87). Además, no requiere refrigeración ni monitoreo post-inyección.

Ventajas y desventajas de los antipsicóticos de depósito disponibles en Argentina

En la Tabla 11 se resumen las ventajas y las desventajas de los preparados de depósito de antipsicóticos disponibles en Argentina.

Tabla 11. Ventajas y desventajas entre los antipsicóticos de depósito disponibles en Argentina.

	VENTAJAS	DESVENTAJAS
DECANOATO DE HALOPERIDOL	Menor costo Aplicación mensual Presentación oral	Mayor incidencia de SEP e impregnación neuroléptica, aguda y crónica Empeoramiento de sintomatología negativa, afectiva y cognitiva
PALMITATO DE PIPOTIAZINA	Menor SEP Menos sedación	Sin presentación oral Necesidad de AP oral (2 semanas)
DECANOATO DE ZUCLOPENTIXOL	Aplicación mensual Presentación oral Presentación *Acutephase* Antagonismo $5HT_{2A}$	Mayores efectos adversos (sedación, aumento de peso) Empeoramiento de sintomatología negativa, afectiva y cognitiva
RISPERIDONA DE DEPÓSITO	Atipicidad Mejor tolerancia Mejor respuesta por mejor adherencia (y viceversa) AP atípico disponible en nuestro medio Aprobado su uso para Trastorno Bipolar	Elevado costo económico Requiere refrigeración Inyección quincenal Necesidad de suplementación con AP oral por 3 semanas No se encuentra en solución Síndrome metabólico
PALMITATO DE PALIPERIDONA	Atipicidad Dosis inicial = dosis efectiva Sin necesidad de suplementación con AP oral Sin metabolismo hepático AP atípico disponible en nuestro medio Jeringa precargada Menor dolor en sitio de inyección Aplicación mensual	Es el preparado de mayor costo económico Requiere estabilización previa con paliperidona o risperidona oral

15. Conclusiones

La mala adherencia al tratamiento farmacológico es de hasta 76% en pacientes con SQZ y de hasta el 66% en pacientes con TB. Esta es el mayor predictor de recaída, y la recaída produce empeoramiento del curso y pronóstico de la enfermedad, generando también grandes costos en términos de salud pública.

Las preparaciones de antipsicóticos de depósito son una de las mejores alternativas para mejorar la adherencia con evidencia suficiente en distintos los estadios de la esquizofrenia y el TB, por lo que es de fundamental importancia para el psiquiatra clínico conocer las ventajas y desventajas de estas preparaciones.

Por otro lado, es de fundamental importancia conocer las características farmacocinéticas que comparten y las distintivas de cada uno de los preparados de antipsicóticos de depósito.

Finalmente, para la elección del antipsicótico de depósito, el psiquiatra debe conocer la evidencia científica disponible a la fecha, como así las indicaciones de cada antipsicótico de depósito.

Tabla 12. Características principales de las diferentes preparaciones de depósito disponibles en Argentina.

	Sitio de aplicación	Dosis inicial (rango de dosis)	Intervalo de aplicación	Preparados	Necesidad de AP ORAL	Refrigeración	Monitoreo post-inyección
APG DEPOT							
Decanoato de haloperidol	Glúteo mayor	100 mg (50-450mg)	4 semanas	1 ml (50 mg) 3ml (150 mg)	No	No	No
Palmitato de pipotiazina	Glúteo mayor	50 mg (50-200 mg)	4 semanas*	1 ml (25 mg) 4 ml (100 mg)	Si (2 semanas)	No	No
Decanoato de zuclopentixol	Glúteo mayor	100 mg (150-300 mg)	4 semanas*	1 ml (200 mg)	Si (o *Acutephase*)	No	No
ASG DEPOT							
Risperidona DEPOT	Deltoides o glúteo mayor	25 mg (25-50 mg)	2 semanas	12.5 mg (2ml) § 25 mg (2 ml) 37.5 mg (2 ml) 50 mg (2 ml) §	Si (3 semanas)	Si	No
Palmitato de paliperidona mensual	Deltoides 1ra y 2da aplicación, el resto deltoides o glúteo mayor	150 mg el día 1 100 mg el día 8 (50-150 mg)	4 semanas	78 mg = 50 mg eq.(0,5 ml) 117 mg = 75 mg eq. (0,75 ml) 156 mg = 100 mg eq. (1 ml) 234 mg = 150 mg eq. (1,5 ml)	No	No	No
Palmitato de Paliperidona Trimestral §	Deltoides o glúteo mayor	Luego de cuatro meses de utilizar Palmitato de paliperidona mensual	3 meses	273 mg = 175 mg eq.(0,5 ml) 410 mg = 263 mg eq.(0,75 ml) 546 mg = 350 mg eq.(1,0 ml) 819 mg = 525 mg eq.(1,5 ml)	No (si paliperidona mensual por 4 meses)	No	No
Olanzapina pamoato§	Glúteo mayor	210 mg/ 2 semanas o 405 mg/ 4 semanas (150 mg/2 semanas - 300 mg/2 semanas)	4 semanas*	150 mg (1ml) 210 mg (1,4 ml) 300 mg (2 ml) 405 mg (2,7 ml)	No	No	Si, 3 hs.
Aripiprazol de depósito§	Glúteo mayor (Sólo dosis de 441 mg en deltoides)	Puede iniciarse con cualquier presentación	4 semanas (la dosis de 882 mg puede administrase cada 6 semanas)	441 mg = 300 mg eq.(1,6 ml) 662 mg= 450 mg eq.(2,4 ml) 882 mg= 600 mg eq.(3,2 ml)	Si (2 semanas)	No	No

> **Aspectos prácticos:**
> - La mala adherencia al tratamiento farmacológico es un problema frecuente en pacientes con esquizofrenia y trastorno bipolar.
> - Los pacientes con mala adherencia presentan más recaídas y recidivas, mayor número de hospitalizaciones, peor pronóstico funcional, más tentativas suicidas y mayor mortalidad.
> - Las preparaciones de antipsicóticos de depósito son útiles para el tratamiento de los pacientes con mala adherencia al tratamiento farmacológico.
> - Es conveniente evaluar esta alternativa en pacientes con mala adherencia que además tienen un bajo nivel de conciencia de enfermedad (*insight*), en los que presentan comorbilidad con abuso de sustancias, los que tienen múltiples descompensaciones psicóticas, los que carecen de sostén social o familiar, aquellos que por razones de logística o ausencia de rutina tiene problemas para para la toma oral o aquellos que lo prefieran frente a las preparaciones orales.
> - También se debe considerar su uso en pacientes con un primer episodio psicótico.
> - Cada una de las preparaciones tiene ventajas y desventajas que se resumen en la Tabla 12.

16. Referencias

1. Tandon R, Nasrallah HA, Keshavan MS. Schizophrenia, «just the facts» 4. Clinical features and conceptualization. Schizophrenia research. 2009;110(1-3):1-23.
2. Tandon R, Keshavan MS, Nasrallah HA. Schizophrenia, «just the facts» what we know in 2008. 2. Epidemiology and etiology. Schizophrenia research. 2008;102(1-3):1-18.
3. Hasan A, et al. World Federation of Societies of Biological Psychiatry (WFS-BP) guidelines for biological treatment of schizophrenia, part 2: update 2012 on the long-term treatment of schizophrenia and management of antipsychotic-induced side effects. The World Journal of Biological Psychiatry. 2013;14:2-44.
4. Lehman AF, et al. «Practice guideline for the treatment of partients with schizophrenia.» American Journal of psychiatry 161.2 SUPPL. 2004.
5. Smith T, Weston C, Lieberman J. Schizophrenia (maintenance treatment). American family physician. 2010;82(4):338-9.
6. Tandon R, Nasrallah HA, Keshavan MS. Schizophrenia, «just the facts» 5. Treatment and prevention. Past, present, and future. Schizophrenia research. 2010;122(1-3):1-23.

7. Lee LH, Choi C, Collier AC, Barr AM, Honer WG, Procyshyn RM. The Pharmacokinetics of Second-Generation Long-Acting Injectable Antipsychotics: Limitations of Monograph Values. CNS drugs. 2015;29(12):975-83.

8. Velligan DI, Weiden PJ, Sajatovic M, Scott J, Carpenter D, Ross R, et al. The expert consensus guideline series: adherence problems in patients with serious and persistent mental illness. J Clin Psychiatry. 2009;70 Suppl 4:1-46; quiz 7-8.

9. NICE. The NICE guideline on core interventions in thetreatment and management of schizophrenia in adults in primary and secondarycare. 2010 [Available from: http://www.nice.org.uk/nicemedia/pdf/cg82fullguideline.pdf].

10. Novick D, Haro JM, Suarez D, Perez V, Dittmann RW, Haddad PM. Predictors and clinical consequences of non-adherence with antipsychotic medication in the outpatient treatment of schizophrenia. Psychiatry research. 2010;176(2-3):109-13.

11. Garcia S, Martinez-Cengotitabengoa M, Lopez-Zurbano S, Zorrilla I, Lopez P, Vieta E, et al. Adherence to Antipsychotic Medication in Bipolar Disorder and Schizophrenic Patients: A Systematic Review. Journal of clinical psychopharmacology. 2016;36(4):355-71.

12. Cramer JA, Rosenheck R. Compliance with medication regimens for mental and physical disorders. Psychiatric services. 1998;49(2):196-201.

13. Lingam R, Scott J. Treatment non-adherence in affective disorders. Acta psychiatrica Scandinavica. 2002;105(3):164-72.

14. Baldessarini RJ, Perry R, Pike J. Factors associated with treatment nonadherence among US bipolar disorder patients. Human psychopharmacology. 2008;23(2):95-105.

15. Barbeito S, Vega P, Ruiz de Azua S, Saenz M, Martinez-Cengotitabengoa M, Gonzalez-Ortega I, et al. Cannabis use and involuntary admission may mediate long-term adherence in first-episode psychosis patients: a prospective longitudinal study. BMC psychiatry. 2013;13:326.

16. Miller R, Ream G, McCormack J, Gunduz-Bruce H, Sevy S, Robinson D. A prospective study of cannabis use as a risk factor for non-adherence and treatment dropout in first-episode schizophrenia. Schizophrenia research. 2009;113(2-3):138-44.

17. Verdoux H, Lengronne J, Liraud F, Gonzales B, Assens F, Abalan F, et al. Medication adherence in psychosis: predictors and impact on outcome. A 2-year follow-up of first-admitted subjects. Acta psychiatrica Scandinavica. 2000;102(3):203-10.

18. Jakovljevic M. Long-acting injectable (depot) antipsychotics and changing treatment philosophy: possible contribution to integrative care and personal recovery of schizophrenia. Psychiatria Danubina. 2014;26(4):304-7.

19. Getzen H, Beasley M, D'Mello DA. Barriers to utilizing long-acting injectable antipsychotic medications. Annals of clinical psychiatry : official journal of the American Academy of Clinical Psychiatrists. 2013;25(4):E1-6.

20. Lacro JP, Dunn LB, Dolder CR, Leckband SG, Jeste DV. Prevalence of and risk factors for medication nonadherence in patients with schizophrenia: a comprehensive review of recent literature. The Journal of clinical psychiatry. 2002;63(10):892-909.

21. Nose M, Barbui C, Gray R, Tansella M. Clinical interventions for treatment non-adherence in psychosis: meta-analysis. The British journal of psychiatry : the journal of mental science. 2003;183:197-206.

22. Mullins CD, Subedi PR, Turk F. Impact of patient sample on costs of events in pharmacoeconomic models. Expert review of pharmacoeconomics & outcomes research. 2008;8(5):463-9.

23. Weiden PJ, Kozma C, Grogg A, Locklear J. Partial compliance and risk of rehospitalization among California Medicaid patients with schizophrenia. Psychiatric services. 2004;55(8):886-91.

24. Dirks JF, Kinsman RA. Nondichotomous patterns of medication usage: the yes-no fallacy. Clinical pharmacology and therapeutics. 1982;31(4):413-7.

25. Haddad PM, Brain C, Scott J. Nonadherence with antipsychotic medication in schizophrenia: challenges and management strategies. Patient related outcome measures. 2014;5:43-62.

26. Abdel-Baki A, Ouellet-Plamondon C, Malla A. Pharmacotherapy challenges in patients with first-episode psychosis. Journal of affective disorders. 2012;138 Suppl:S3-14.

27. Caseiro O, Perez-Iglesias R, Mata I, Martinez-Garcia O, Pelayo-Teran JM, Tabares-Seisdedos R, et al. Predicting relapse after a first episode of non-affective psychosis: a three-year follow-up study. Journal of psychiatric research. 2012;46(8):1099-105.

28. Coldham EL, Addington J, Addington D. Medication adherence of individuals with a first episode of psychosis. Acta psychiatrica Scandinavica. 2002;106(4):286-90.

29. Higashi K, Medic G, Littlewood KJ, Diez T, Granstrom O, De Hert M. Medication adherence in schizophrenia: factors influencing adherence and consequences of nonadherence, a systematic literature review. Therapeutic advances in psychopharmacology. 2013;3(4):200-18.

30. Kaplan G, Casoy J, Zummo J. Impact of long-acting injectable antipsychotics on medication adherence and clinical, functional, and economic outcomes of schizophrenia. Patient preference and adherence. 2013;7:1171-80.

31. Lindenmayer JP, Liu-Seifert H, Kulkarni PM, Kinon BJ, Stauffer V, Edwards SE, et al. Medication nonadherence and treatment outcome in patients with schizophrenia or schizoaffectíve disorder with suboptimal prior response. The Journal of clinical psychiatry. 2009;70(7):990-6.

32. Potkin S, Bera R, Zubek D, Lau G. Patient and prescriber perspectives on long-acting injectable (LAI) antipsychotics and analysis of in-office discussion regarding LAI treatment for schizophrenia. BMC psychiatry. 2013;13:261.

33. Fenton WS, Blyler CR, Heinssen RK. Determinants of medication complian-

ce in schizophrenia: empirical and clinical findings. Schizophrenia bulletin. 1997;23(4):637-51.

34. Young JL, Zonana HV, Shepler L. Medication noncompliance in schizophrenia: codification and update. The Bulletin of the American Academy of Psychiatry and the Law. 1986;14(2):105-22.

35. Gonzalez-Pinto A, Reed C, Novick D, Bertsch J, Haro JM. Assessment of medication adherence in a cohort of patients with bipolar disorder. Pharmacopsychiatry. 2010;43(7):263-70.

36. Gonzalez-Pinto A, Mosquera F, Alonso M, Lopez P, Ramirez F, Vieta E, et al. Suicidal risk in bipolar I disorder patients and adherence to long-term lithium treatment. Bipolar disorders. 2006;8(5 Pt 2):618-24.

37. Martinez-Aran A, Scott J, Colom F, Torrent C, Tabares-Seisdedos R, Daban C, et al. Treatment nonadherence and neurocognitive impairment in bipolar disorder. The Journal of clinical psychiatry. 2009;70(7):1017-23.

38. Kane JM, Eerdekens M, Lindenmayer JP, Keith SJ, Lesem M, Karcher K. Long-acting injectable risperidone: efficacy and safety of the first long-acting atypical antipsychotic. The American journal of psychiatry. 2003;160(6):1125-32.

39. Patel MX, Taylor M, David AS. Antipsychotic long-acting injections: mind the gap. The British journal of psychiatry Supplement. 2009;52:S1-4.

40. Barnes TR, Curson DA. Long-term depot antipsychotics. A risk-benefit assessment. Drug safety. 1994;10(6):464-79.

41. Davis JM, Kane JM, Marder SR, Brauzer B, Gierl B, Schooler N, et al. Dose response of prophylactic antipsychotics. The Journal of clinical psychiatry. 1993;54 Suppl:24-30.

42. Sampson S, et al. «Risperidone (depot) for schizophrenia.» The Cochrane Library. Risperidone (depot) for schizophrenia. The Cochrane Library. 2016.

43. Nasrallah HA. The case for long-acting antipsychotic agents in the post-CATIE era. Acta psychiatrica Scandinavica. 2007;115(4):260-7.

44. Martínez Azumendi O. Antipsicóticos de depósito o larga duración (depot). In: Salazar Vallejo M, C. Peralta Rodrigo, and J. Pastor Ruiz., editor. Tratado de psicofarmacología: bases y aplicación clínica. 2 ed. Buenos Aires; Madrid: Médica Panamericana; 2010.

45. Spanarello S, La Ferla T. The pharmacokinetics of long-acting antipsychotic medications. Current clinical pharmacology. 2014;9(3):310-7.

46. Jambhekar S, Breen, P. Multiple dosing: intravenous bolus administration. In: ed n, editor. Basic pharmacokinetics. London, UK: Pharmaceutical Press; 2012. p. 237–56.

47. Hasan A, et al. World Federation of Societies of Biological Psychiatry (WFSBP) guidelines for biological treatment of schizophrenia, part 2: update 2012 on the long-term treatment of schizophrenia and management of antipsychotic-induced side effects. The World Journal of Biological Psychiatry. 2013;14(1):2-44.

48. National Collaborating Centre for Mental Health B, G. Schizophrenia: the NICE Guideline on Core Interventions in the Treatment and Management of Schizophrenia in Adults in Primary and Secundary Care. Royal College of Psychiatrists. 2010.

49. Yatham LN KS, Parikh SV, Schaffer A, Beaulieu S, Alda M, O'Donovan C, Macqueen G, McIntyre RS, Sharma V, Ravindran A, Young LT, Milev R, Bond DJ, Frey BN, Goldstein BI, Lafer B, Birmaher B, Ha K, Nolen WA, Berk M. Canadian Network forMood and AnxietyTreatments (CANMAT) and International Societyfor Bipolar Disorders (ISBD) collaborative update of CANMAT guidelines for the management of patients with bipolar disorder: update 2013. Bipolar disorders. 2013;15:1-44.

50. Keefe RS, Seidman LJ, Christensen BK, Hamer RM, Sharma T, Sitskoorn MM, et al. Comparative effect of atypical and conventional antipsychotic drugs on neurocognition in first-episode psychosis: a randomized, double-blind trial of olanzapine versus low doses of haloperidol. The American journal of psychiatry. 2004;161(6):985-95.

51. Kahn RS, Fleischhacker WW, Boter H, Davidson M, Vergouwe Y, Keet IP, et al. Effectiveness of antipsychotic drugs in first-episode schizophrenia and schizophreniform disorder: an open randomised clinical trial. Lancet. 2008;371(9618):1085-97.

52. Velligan DI, Diamond PM, Mintz J, Maples N, Li X, Zeber J, et al. The use of individually tailored environmental supports to improve medication adherence and outcomes in schizophrenia. Schizophrenia bulletin. 2008;34(3):483-93.

53. Kane JM, Kishimoto T, Correll CU. Assessing the comparative effectiveness of long-acting injectable vs. oral antipsychotic medications in the prevention of relapse provides a case study in comparative effectiveness research in psychiatry. Journal of clinical epidemiology. 2013;66(8 Suppl):S37-41.

54. Tiihonen J, Haukka J, Taylor M, Haddad PM, Patel MX, Korhonen P. A nationwide cohort study of oral and depot antipsychotics after first hospitalization for schizophrenia. The American journal of psychiatry. 2011;168(6):603-9.

55. Leucht C, Heres S, Kane JM, Kissling W, Davis JM, Leucht S. Oral versus depot antipsychotic drugs for schizophrenia — a critical systematic review and meta-analysis of randomised long-term trials. Schizophrenia research. 2011;127(1-3):83-92.

56. Leucht S, Davis JM. Are all antipsychotic drugs the same? The British journal of psychiatry : the journal of mental science. 2011;199(4):269-71.

57. Kishimoto T, Nitta M, Borenstein M, Kane JM, Correll CU. Long-acting injectable versus oral antipsychotics in schizophrenia: a systematic review and meta-analysis of mirror-image studies. The Journal of clinical psychiatry. 2013;74(10):957-65.

58. Patel MX, Haddad PM, Chaudhry IB, McLoughlin S, Husain N, David AS. Psychiatrists' use, knowledge and attitudes to first- and second-generation

antipsychotic long-acting injections: comparisons over 5 years. Journal of psychopharmacology. 2010;24(10):1473-82.

59. Lambert TJ. Practical management of schizophrenia: the role of long-acting Antipsychotics. International clinical psychopharmacology. 2013.

60. Parellada E, Velligan DI, Emsley R, Kissling W. Long-acting injectable antipsychotics in first-episode schizophrenia. Schizophrenia research and treatment. 2012;2012:318535.

61. Rossi G, Frediani S, Rossi R, Rossi A. Long-acting antipsychotic drugs for the treatment of schizophrenia: use in daily practice from naturalistic observations. BMC psychiatry. 2012;12:122.

62. De Risio A, Lang AP. History and therapeutic rationale of long acting antipsychotics. Current clinical pharmacology. 2014;9(1):39-52.

63. Lambert T. Selecting patients for long-acting novel antipsychotic therapy. Australasian psychiatry : bulletin of Royal Australian and New Zealand College of Psychiatrists. 2006;14(1):38-42.

64. Sheitman BB, Lieberman JA. The natural history and pathophysiology of treatment resistant schizophrenia. Journal of psychiatric research. 1998;32(3-4):143-50.

65. Glazer WM, Ereshefsky L. A pharmacoeconomic model of outpatient antipsychotic therapy in «revolving door» schizophrenic patients. The Journal of clinical psychiatry. 1996;57(8):337-45.

66. Keith SJ, Kane JM, Turner M, Conley RR, Nasrallah HA. Academic highlights: guidelines for the use of long-acting injectable atypical antipsychotics. The Journal of clinical psychiatry. 2004;65(1):120-31.

67. Janicak PG. The relevance of clinical pharmacokinetics and therapeutic drug monitoring: anticonvulsant mood stabilizers and antipsychotics. The Journal of clinical psychiatry. 1993;54 Suppl:35-41; discussion 55-6.

68. Gerlach J, Larsen EB. Subjective experience and mental side-effects of antipsychotic treatment. Acta psychiatrica Scandinavica Supplementum. 1999;395:113-7.

69. Jeong HG, Lee MS. Long-acting Injectable Antipsychotics in First-episode Schizophrenia. Clinical psychopharmacology and neuroscience : the official scientific journal of the Korean College of Neuropsychopharmacology. 2013;11(1):1-6.

70. Emsley R, Chiliza B, Asmal L, Mashile M, Fusar-Poli P. Long-acting injectable antipsychotics in early psychosis: a literature review. Early intervention in psychiatry. 2013;7(3):247-54.

71. Emsley R, Nuamah I, Hough D, Gopal S. Treatment response after relapse in a placebo-controlled maintenance trial in schizophrenia. Schizophrenia research. 2012;138(1):29-34.

72. Zhornitsky S, Stip E. Oral versus Long-Acting Injectable Antipsychotics in the Treatment of Schizophrenia and Special Populations at Risk for Treatment Nonadherence: A Systematic Review. Schizophrenia research and treatment. 2012;2012:407171.

73. Alvano S. Medicina basada en la evidencia. Importancia y aplicación. In: Alvano S, editor. Trastornos del estado de ánimo y de ansiedad: aspectos neurobiológicos, clínicos y terapéuticos. Ciudad de Buenos Aires, Argentina: Sociedad Iberoamericana de Información Científica (SIIC); 2016. p. 377-94.

74. Haddad PM, Kishimoto T, Correll CU, Kane JM. Ambiguous findings concerning potential advantages of depot antipsychotics: in search of clinical relevance. Current opinion in psychiatry. 2015;28(3):216-21.

75. Alphs L, Benson C, Cheshire-Kinney K, Lindenmayer JP, Mao L, Rodriguez SC, et al. Real-world outcomes of paliperidone palmitate compared to daily oral antipsychotic therapy in schizophrenia: a randomized, open-label, review board-blinded 15-month study. The Journal of clinical psychiatry. 2015;76(5):554-61.

76. Schooler N. Relapse and rehospitalization: comparing oral and depot antipsychotics. The Journal of clinical psychiatry. 2003;64:14–7.

77. Saladrigas MV, & del Castillo, J. A. S. Fichas de MedTrad (n. 13): eficacia, efectividad y eficiencia en la investigación de fármacos. 2004;5(15):188.

78. Olivares JM, Rodriguez-Morales A, Diels J, Povey M, Jacobs A, Zhao Z, et al. Long-term outcomes in patients with schizophrenia treated with risperidone long-acting injection or oral antipsychotics in Spain: results from the electronic Schizophrenia Treatment Adherence Registry (e-STAR). European psychiatry : the journal of the Association of European Psychiatrists. 2009;24(5):287-96.

79. Bandelow B ZJ, Kasper S, Moller HJ. How to grade categories of evidence. World J Biol Psychiatry. 2008;9:242–7.

80. Grimaldi-Bensouda L, Rouillon F, Astruc B, Rossignol M, Benichou J, Falissard B, et al. Does long-acting injectable risperidone make a difference to the real-life treatment of schizophrenia? Results of the Cohort for the General study of Schizophrenia (CGS). Schizophrenia research. 2012;134(2-3):187-94.

81. Lai YC, Huang MC, Chen CH, Tsai CJ, Pan CH, Chiu CC. Pharmacokinetics and efficacy of a direct switch from conventional depot to risperidone long-acting injection in Chinese patients with schizophrenic and schizoaffective disorders. Psychiatry and clinical neurosciences. 2009;63(4):440-8.

82. Lasser R, Bossie CA, Gharabawi G, Eerdekens M, Nasrallah HA. Efficacy and safety of long-acting risperidone in stable patients with schizoaffective disorder. Journal of affective disorders. 2004;83(2-3):263-75.

83. Marinis TD, Saleem PT, Glue P, Arnoldussen WJ, Teijeiro R, Lex A, et al. Switching to long-acting injectable risperidone is beneficial with regard to clinical outcomes, regardless of previous conventional medication in patients with schizophrenia. Pharmacopsychiatry. 2007;40(6):257-63.

84. Turner M, Eerdekens E, Jacko M, Eerdekens M. Long-acting injectable risperidone: safety and efficacy in stable patients switched from conventio-

nal depot antipsychotics. International clinical psychopharmacology. 2004;19(4):241-9.

85. Suzuki H, Gen K. The influence of switching from haloperidol dECCAnoate depot to risperidone long-acting injection on the clinical symptoms and cognitive function in schizophrenia. Human psychopharmacology. 2012;27(5):470-5.

86. Covell NH, McEvoy JP, Schooler NR, Stroup TS, Jackson CT, Rojas IA, et al. Effectiveness of switching from long-acting injectable fluphenazine or haloperidol dECCAnoate to long-acting injectable risperidone microspheres: an open-label, randomized controlled trial. The Journal of clinical psychiatry. 2012;73(5):669-75.

87. Citrome L. New second-generation long-acting injectable antipsychotics for the treatment of schizophrenia. Expert review of neurotherapeutics. 2013;13(7):767-83.

88. Lin CH, Wang FC, Lin SC, Huang YH, Chen CC, Lane HY. Antipsychotic combination using low-dose antipsychotics is as efficacious and safe as, but cheaper, than optimal-dose monotherapy in the treatment of schizophrenia: a randomized, double-blind study. International clinical psychopharmacology. 2013;28(5):267-74.

89. Niaz O, and P. Haddad. Injectable long-acting antipsychotics (LAI). In: Mortimer AaM, P, editor. The Year in Schizophrenia. Oxford: Atlas Medical Publishing; 2010. p. 33-54.

90. Ravasio R, Sanfilippo, L., De Paoli, G., Cerra, C.,,, Fratino PaDG, M. Analisi di costo-efficacia dello switch da un antipsicotico orale a risperidone a rilascio prolungato nel trattamento dei pazienti affetti da schizofrenia. Giorn Ital Health Technol Ass. 2009;2:1-8.

91. Reichhart TaK, W. Societal costs of nonadherence in schizophrenia: homicide/suicide. M&B. 2013;1:19–22.

92. Schatzberg A. Tratado de psicofarmacología. Nemeroff C, editor. Barcelona: Masson; 2006.

93. Schatzberg AF, and Charles DeBattista. Manual de psicofarmacología clínica: Artmed Editora; 2016.

94. Jakovljevic M. How to increase treatment effectiveness and efficiency in psychiatry: creative psychopharmacotherapy - part 2: creating favorable treatment context and fostering patients' creativity. Psychiatria Danubina. 2013;25(3):274-9.

95. Purgato M, Adams CE. Bromperidol dECCAnoate (depot) for schizophrenia. The Cochrane database of systematic reviews. 2011(9):CD001719.

96. Quraishi S, David A. Depot haloperidol dECCAnoate for schizophrenia. The Cochrane database of systematic reviews. 2000(2):CD001361.

97. David A, Adams CE, Eisenbruch M, Quraishi S, Rathbone J. Depot fluphenazine dECCAnoate and enanthate for schizophrenia. The Cochrane database of systematic reviews. 2005(1):CD000307.

98. Abhijnhan A, Adams CE, David A, Ozbilen M. Depot fluspirilene for schi-

zophrenia. The Cochrane database of systematic reviews. 2007(1):CD001718.

99. Adams CE, Fenton MK, Quraishi S, David AS. Systematic meta-review of depot antipsychotic drugs for people with schizophrenia. The British journal of psychiatry : the journal of mental science. 2001;179:290-9.

100. Buchanan RW, Kreyenbuhl J, Kelly DL, Noel JM, Boggs DL, Fischer BA, et al. The 2009 schizophrenia PORT psychopharmacological treatment recommendations and summary statements. Schizophrenia bulletin. 2010;36(1):71-93.

101. HaldolRDECCAnoate 50 Hh, packageinsert.Ortho-McNeil–JanssenPharmaceuticals, Inc., NJ, USA.Citrome 2013.

102. Citrome L, Jaffe A, Levine J. Treatment of schizophrenia with depot preparations of fluphenazine, haloperidol, and risperidone among inpatients at state-operated psychiatric facilities. Schizophrenia research. 2010;119(1-3):153-9.

103. Ereshefsky L, Toney G, Saklad SR, Anderson C, Seidel D. A loading-dose strategy for converting from oral to depot haloperidol. Hospital & community psychiatry. 1993;44(12):1155-61.

104. Jufe G. Psicofarmacología: Médica Panamericana; 2006.

105. Stahl SM, Nancy Muntner, and Meghan M. Grady. Psicofarmacología esencial de Stahl: bases neurocientíficas y aplicaciones prácticas: Aula Médica, Formación en Salud; 2010.

106. Risperdal Consta® (Risperidone powder for injectable prolonged release suspension) Product Monograph. Janssen Inc. Toronto, Ontario. [Date of Revision: May 4, 2015].

107. Gefvert O, Eriksson B, Persson P, Helldin L, Bjorner A, Mannaert E, et al. Pharmacokinetics and D2 receptor occupancy of long-acting injectable risperidone (Risperdal Consta) in patients with schizophrenia. The international journal of neuropsychopharmacology. 2005;8(1):27-36.

108. Wischke C, Schwendeman SP. Principles of encapsulating hydrophobic drugs in PLA/PLGA microparticles. International journal of pharmaceutics. 2008;364(2):298-327.

109. Kane JM, Leucht S, Carpenter D, Docherty JP, Expert Consensus Panel for Optimizing Pharmacologic Treatment of Psychotic D. The expert consensus guideline series. Optimizing pharmacologic treatment of psychotic disorders. Introduction: methods, commentary, and summary. The Journal of clinical psychiatry. 2003;64 Suppl 12:5-19.

110. Ciliberto N, Bossie CA, Urioste R, Lasser RA. Lack of impact of race on the efficacy and safety of long-acting risperidone versus placebo in patients with schizophrenia or schizoaffective disorder. International clinical psychopharmacology. 2005;20(4):207-12.

111. Lauriello J, McEvoy JP, Rodriguez S, Bossie CA, Lasser RA. Long-acting risperidone vs. placebo in the treatment of hospital inpatients with schizophrenia. Schizophrenia research. 2005;72(2-3):249-58.

112. Bai YM, Chen TT, Wu B, Hung CH, Lin WK, Hu TM, et al. A comparative efficacy and safety study of long-acting risperidone injection and risperidone oral tablets among hospitalized patients: 12-week randomized, single-blind study. Pharmacopsychiatry. 2006;39(4):135-41.

113. Peuskens J, Olivares JM, Pecenak J, Tuma I, Bij de Weg H, Eriksson L, et al. Treatment retention with risperidone long-acting injection: 24-month results from the Electronic Schizophrenia Treatment Adherence Registry (e-STAR) in six countries. Current medical research and opinion. 2010;26(3):501-9.

114. Weiden PJ, Schooler NR, Weedon JC, Elmouchtari A, Sunakawa A, Goldfinger SM. A randomized controlled trial of long-acting injectable risperidone vs continuation on oral atypical antipsychotics for first-episode schizophrenia patients: initial adherence outcome. The Journal of clinical psychiatry. 2009;70(10):1397-406.

115. Emsley R, Oosthuizen P, Koen L, Niehaus DJ, Medori R, Rabinowitz J. Remission in patients with first-episode schizophrenia receiving assured antipsychotic medication: a study with risperidone long-acting injection. International clinical psychopharmacology. 2008;23(6):325-31.

116. Kissling W, Glue P, Medori R, Simpson S. Long-term safety and efficacy of long-acting risperidone in elderly psychotic patients. Human psychopharmacology. 2007;22(8):505-13.

117. Rubio G MI, Ponce G , Jimenez-Arriero MA , Lopez-Munoz F , Alamo C . . Long-acting injectable risperidone compared with zuclopenthixol in the treatment of schizophrenia with substance abuse comorbidity Can J Psychiatry. 2006;51:531 – 9.

118. Alvano S. Pautas de tratamiento del trastorno bipolar: segunda parte. Evidencia disponible para la prevención de futuros epidosios (mantenimiento) y para la combinación de medicación. In: Alvano S, editor. Trastornos del estado de ánimo y de ansiedad: aspectos neurobiológicos, clínicos y terapéuticos:. Ciudad de Buenos Aires, Argentina: Sociedad Iberoamericana de Información Científica (SIIC); 2016. p. 469-99.

119. Quiroz JA, Yatham LN, Palumbo JM, Karcher K, Kushner S, Kusumakar V. Risperidone long-acting injectable monotherapy in the maintenance treatment of bipolar I disorder. Biological psychiatry. 2010;68(2):156-62.

120. Vieta E, Gunther O, Locklear J, Ekman M, Miltenburger C, Chatterton ML, et al. Effectiveness of psychotropic medications in the maintenance phase of bipolar disorder: a meta-analysis of randomized controlled trials. The international journal of neuropsychopharmacology. 2011;14(8):1029-49.

121. Vieta E, Montgomery S, Sulaiman AH, Cordoba R, Huberlant B, Martinez L, et al. A randomized, double-blind, placebo-controlled trial to assess prevention of mood episodes with risperidone long-acting injectable in patients with bipolar I disorder. European neuropsychopharmacology : the journal of the European College of Neuropsychopharmacology. 2012;22(11):825-35.

122. Macfadden W, Alphs L, Haskins JT, Turner N, Turkoz I, Bossie C, et al. A randomized, double-blind, placebo-controlled study of maintenance treatment with adjunctive risperidone long-acting therapy in patients with bipolar I disorder who relapse frequently. Bipolar disorders. 2009;11(8):827-39.

123. Hough D, Lindenmayer JP, Gopal S, Melkote R, Lim P, Herben V, et al. Safety and tolerability of deltoid and gluteal injections of paliperidone palmitate in schizophrenia. Progress in neuro-psychopharmacology & biological psychiatry. 2009;33(6):1022-31.

124. Samtani MN, Vermeulen A, Stuyckens K. Population pharmacokinetics of intramuscular paliperidone palmitate in patients with schizophrenia: a novel once-monthly, long-acting formulation of an atypical antipsychotic. Clinical pharmacokinetics. 2009;48(9):585-600.

125. Citrome L. Paliperidone palmitate - review of the efficacy, safety and cost of a new second-generation depot antipsychotic medication. International journal of clinical practice. 2010;64(2):216-39.

126. Kramer M, Litman, R. , Hough, D. , Lane, R. , Lim, P. , Liu, Y. , et al . Paliperidone palmitate, a potential long-acting treatment for patients with schizophrenia. Results of a randomized, double-blind, placebo-controlled efficacy and safety study. The international journal of neuropsychopharmacology. 2010;13:635 – 47.

127. Hough D, Gopal S, Vijapurkar U, Lim P, Morozova M, Eerdekens M. Paliperidone palmitate maintenance treatment in delaying the time-to-relapse in patients with schizophrenia: a randomized, double-blind, placebo-controlled study. Schizophrenia research. 2010;116(2-3):107-17.

128. Gopal S, Hough, DW. , Xu, H. , Lull, JM. , Gassmann-Mayer, C. , Remmerie, BM. , et al . Efficacy and safety of paliperidone palmitate in adult patients with acutely symptomatic schizophrenia: a randomized, double-blind, placebo-controlled, dose response study. International clinical psychopharmacology. 2010;25:247 – 56.

129. Nasrallah HA, Gopal S, Gassmann-Mayer C, Quiroz JA, Lim P, Eerdekens M, et al. A controlled, evidence-based trial of paliperidone palmitate, a long-acting injectable antipsychotic, in schizophrenia. Neuropsychopharmacology : official publication of the American College of Neuropsychopharmacology. 2010;35(10):2072-82.

130. Pandina GJ, Lindenmayer JP, Lull J, Lim P, Gopal S, Herben V, et al. A randomized, placebo-controlled study to assess the efficacy and safety of 3 doses of paliperidone palmitate in adults with acutely exacerbated schizophrenia. Journal of clinical psychopharmacology. 2010;30(3):235-44.

131. Li H, Rui, Q. , Ning, X. , Xu, H. , Gu, N. A comparative study of paliperidone palmitate and risperidone long-acting injectable therapy in schizophrenia. Progress in neuro-psychopharmacology & biological psychiatry. 2011;35:1002 – 8.

132. Pandina G, Lane R, Gopal S, Gassmann-Mayer C, Hough D, Remmerie B, et al. A double-blind study of paliperidone palmitate and risperidone long-

acting injectable in adults with schizophrenia. Progress in neuro-psycho-pharmacology & biological psychiatry. 2011;35(1):218-26.

133. InvegaTrinzaTM (Paliperidone palmitate extended-release injectable suspension fiuHoPIRM, 2015]

134. Mitchell M, Kothare P, Bergstrom R, Zhao F, Jen KY, Walker D, et al. Single- and multiple-dose pharmacokinetic, safety, and tolerability profiles of olanzapine long-acting injection: an open-label, multicenter, nonrandomized study in patients with schizophrenia. Clinical therapeutics. 2013;35(12):1890-908.

135. McDonnell D, Detke, HC., Bergstrom, RF., Kothare, P., Johnson, J., Stickelmeyer, M., et al. Post-injection delirium/sedation syndrome in patients with schizophrenia treated with olanzapine long-acting injection, II: investigations of mechanism. BMC psychiatry. 2010;10:45.

136. Duran-Sindreu S, et al. Olanzapine long-acting post-injection syndrome: a case report and brief review. Actas españolas de psiquiatria. 2012;41(1):60-2.

137. Novakovic V, et al. Long-acting injectable antipsychotics and the development of postinjection delirium/sedation syndrome (PDSS). Clinical neuropharmacology. 2013;36(2):59-62.

138. Lauriello J, Lambert T, Andersen S, Lin D, Taylor CC, McDonnell D. An 8-week, double-blind, randomized, placebo-controlled study of olanzapine long-acting injection in acutely ill patients with schizophrenia. The Journal of clinical psychiatry. 2008;69(5):790-9.

139. Kane JM, Detke HC, Naber D, Sethuraman G, Lin DY, Bergstrom RF, et al. Olanzapine long-acting injection: a 24-week, randomized, double-blind trial of maintenance treatment in patients with schizophrenia. The American journal of psychiatry. 2010;167(2):181-9.

140. AbilifyMaintena TM (aripiprazol for prolonged release injectable suspensión) Product Monograph. Otsuka Pharmaceutical Co. LT, 101-8535 Japan. Date of Preparation: February 6, 2014.

PROLONGACIÓN DEL INTERVALO QT SECUNDARIO AL USO DE PSICOFÁRMACOS: PONIENDO EL RIESGO EN PERSPECTIVA

Por Soledad Puppo

> **Objetivos del capítulo:**
>
> - Revisar conceptos básicos sobre la actividad eléctrica cardíaca.
> - Comprender los mecanismos por los cuales los psicofármacos prolongan el iQT.
> - Establecer qué individuos están en riesgo de sufrir una prolongación del iQT y qué consecuencias puede ocasionar.
> - Clasificar en categorías de riesgo a los distintos psicofármacos.
> - Incorporar habilidades para el manejo de estos pacientes.

1. Introducción

El síndrome de QT largo (LQTS, del inglés *long QT syndrome*) inducido por drogas es un cuadro clínico en el cual la administración de una droga produce la prolongación del intervalo QT (iQT), pudiéndose asociar al desarrollo de una determinada taquicardia ventricular polimorfa llamada torsión de puntas (TdP, del francés *torsade de pointes*). Si bien esta arritmia es frecuentemente autolimitada, su evolución a fibrilación ventricular y muerte puede ocurrir. No obstante, la relación entre iQT prolongado y riesgo de TdP no es clara (1).

En la década de 1950 y 1960 se realizaron las primeras descripciones de LQTS congénitos, inducidos por drogas y de TdP. A fines de los 60, la posible asociación entre estas entidades se empezó a reconocer, y se formularon las primeras hipótesis acerca de sus mecanismos. A partir de entonces, se inicia el estudio de la disfunción de los canales iónicos, generada por causas que van desde alteraciones electrolíticas a anormalidades genéticas (1).

La primera droga en asociarse claramente a la prolongación del iQT fue la quinidina, originalmente desarrollada para el tratamiento de la malaria. Si bien desde el Siglo XIX se han reportado casos de muerte súbita con su uso, no fue hasta los años 60 que se pudo documentar la asociación con TdP. La primera droga no cardiovascular asociada a prolongación del iQT y TdP fue la tioridazina, también en la década de los 60. Que drogas no cardiovasculares fueran capaces de producir este efecto adverso se consideró una curiosidad, hasta que se reporta en los años 80 la asociación de TdP con terfenadina. Esta droga era de uso extenso, por lo que los distintos organismos de control empezaron a tenerlo en consideración (1).

Desde 1990 los principales motivos por el cuales se han retirado drogas del mercado son la muerte súbita y las arritmias ventriculares (2, 3). La incidencia o prevalencia del iQT prolongado por drogas no ha sido determinado fehacientemente. Muchos pacientes pueden presentar prolongación del iQT luego de la administración de una droga, pero a menos que se realice un electrocardiograma (ECG), no será detectado. Por otro lado, la misma droga a igual dosis puede generar un cambio mínimo en el iQT en un paciente, y causar muerte súbita en otro (1). A lo largo del tiempo, la acumulación de información ha permitido describir distintos factores de riesgo, haciendo posible diferenciar pacientes con mayor riesgo de desarrollar este efecto adverso (1).

En este capítulo revisaremos la fisiopatología de la prolongación del iQT, analizaremos el riesgo de que esto ocurra con diversos psicofármacos, y propondremos conductas terapéuticas para manejarlo.

2. Conceptos básicos relacionados con la actividad eléctrica cardíaca

Las células del miocardio específico poseen una membrana de naturaleza lipoprotéica, que regula la permeabilidad de las sustancias que se encuentran a ambos lados de la misma. Esta permeabilidad selectiva, determina que la concentración iónica de los medios intra y extracelular sea diferente, resultando el interior electronegativo respecto del exterior. A esta diferencia de potencial se la denomina potencial de membrana. En las células excitables, la permeabilidad de la membrana se modifica cuando son estimuladas; allí la polaridad cambia y se produce el denominado potencial de acción (4). El flujo de iones de sodio y calcio hacia el interior de la célula conducen a la despolarización, y el flujo de iones de potasio hacia el exterior de la célula conducen a la repolarización (Figura 1). Un exceso de iones positivos en el interior de la célula, ya sea por aumento de la entrada de sodio y calcio o por una disminución de la salida de potasio, conduce a una prolongación de la despolarización o de la repolarización respectivamente, y a un potencial de acción más amplio. Este ensanchamiento en el potencial de acción ventricular prolonga directamente el iQT. Las principales corrientes involucradas en la repolarización son la corriente rectificadora rápida de potasio, y la corriente rectificadora lenta de potasio (5). En cada una de ellas están involucrados distintos canales y, como veremos más adelante, representan el principal mecanismo arritmogénico de la mayoría de los fármacos.

Figura 1. Potencial de acción del cardiomiocito: Corrientes iónicas involucradas. El sitio de acción de las drogas que prolongan el iQT está remarcado (Adaptado de Barra, 2014 (4)).

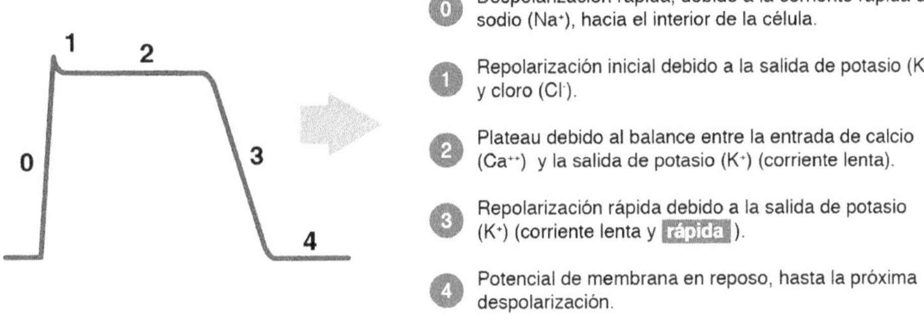

Esta actividad eléctrica cardíaca se puede registrar de modo indirecto en el ECG. En este, el iQT está reflejado en el tiempo entre el inicio de la onda Q y el fin de la onda T (Figura 2) y representa la duración de la actividad eléctrica del ventrículo (despolarización y repolarización). En condiciones normales dura menos de 440 ms, pero varía en forma inversamente proporcional con la frecuencia cardíaca, por lo que siempre debe correlacionarse con esta, obteniéndose así el valor de iQT corregido (iQTc) (4).

Figura 2. Prolongación del iQT en relación al flujo de iones, potencial de acción y ECG. (Adaptado de Isbister, 2015 (6)).

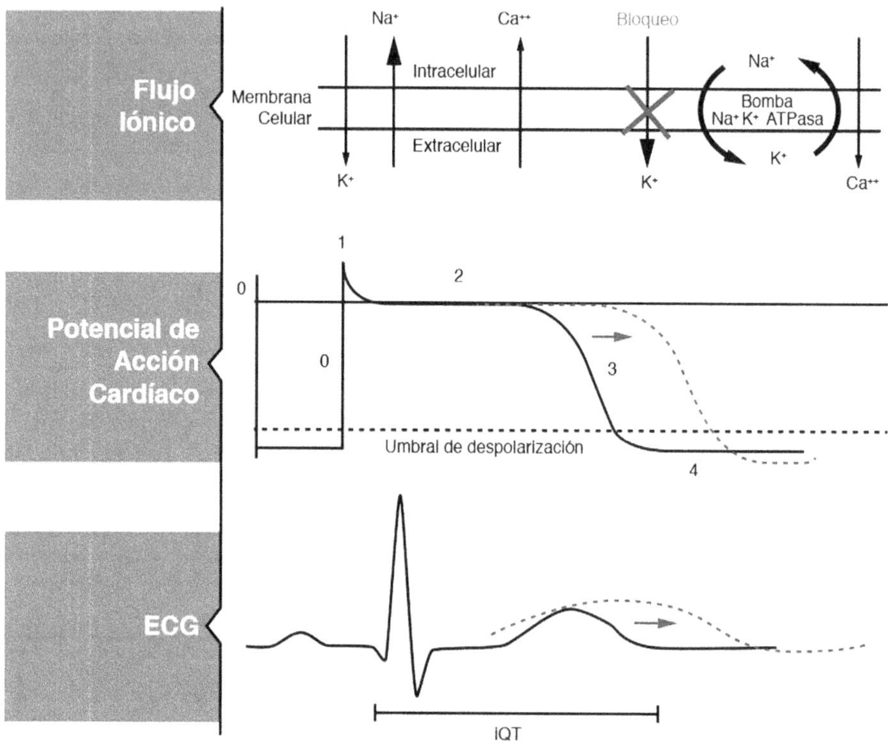

2.1 Mecanismos compensatorios del miocardio: reserva de repolarización y genética

La respuesta a drogas que prolongan el iQT varía entre las personas. Una droga a determinada dosis puede producir una prolongación mínima del iQT en un sujeto y una prolongación importante seguida de TdP en otro. Para entender mejor la variación interindivuduaI en relación a la susceptibilidad a las drogas que pueden prolongar el iQT, se introdujo el concepto de reserva de repolarización. Implica que la repolarización cardíaca normal se logra vía múltiples corrientes iónicas, lo que provee un margen de seguridad o «reserva». Como múltiples corrientes iónicas aseguran el mantenimiento de una repolarización cardíaca normal, la pérdida de un solo componente habitualmente no lleva a la prolongación del iQT hasta que otro componente se afecte simultáneamente. Por ejemplo, un fármaco que bloquea la corriente rápida de potasio (I_{kr}) producirá prolongación del iQT y TdP en pacientes con otros estresores de la repolarización, tales como insuficiencia cardíaca, hipertrofia ventricular, bradicardia o hipokalemia. Algunos investigadores han remarcado la importancia de la modulación genética de la reserva de repolarización. La dispersión transmural de la repolarización, una característica conocida de los LQTS congénitos determinada como la diferencia de duración del potencial de acción entre diferentes capas del miocardio, han demostrado ser más pronunciadas luego de la administración de quinidina intravenosa en familiares de primer grado de pacientes con LQTS adquirido en comparación con controles. Además, variaciones genéticas o polimorfismos en los genes KCNQ1, KCNH2, KCNE1, KCNE2, SCN5A y ANKB han sido identificados en algunos pacientes con TdP inducido por drogas (7).

Se han detectado por lo menos 6 genes que, si se encuentran mutados, pueden causar LQTS. El estudio de uno de estos genes, el gen humano ether-a-go-go (HERG, del inglés *human ether-a-go-go-related gene*), que codifica una proteína del canal de potasio que regula una de las principales corrientes repolarizadoras de potasio, ha brindado gran información en relación a las TdP asociadas a drogas. El HERG controla la corriente de repolarización I_{Kr}. Las mutaciones del HERG reducen la I_{Kr}, prolongando el potencial de acción de las células, y causando así el LQTS. Además, casi todas las drogas que prolongan el iQT y causan TdP también bloquean el I_{Kr}. Desafortunadamente, este hallazgo no es específico, ya que muchas drogas que no causan TdP bloquean esta corriente.

Otra consecuencia importante de los estudios clínicos del LQTS congénito fue el reconocimiento de la penetrancia incompleta. Esto significa que miembros de una familia con iQT casi normales podrían portar las mismas mutaciones genéticas asociadas al LQTS. La evidencia actual sugiere que 5% a 10% de las personas que presentan TdP seguida a la exposición de drogas que prolongan el iQT presentan mutaciones asociadas al LQTS, por lo que se las puede identificar como formas subclínicas del síndrome congénito. Esta observación es totalmente consistente con el concepto de reserva de repolarización reducida debida a la portación de una mutación en un canal iónico, lo que predispone al sujeto a presentar TdP inducido por drogas. El evento adverso se desarrolla cuando el sujeto se expone a un bloqueo del I_{Kr}, o a otro estresor (ej., hipokalemia) (3).

2.2 Prolongación del intervalo QT como factor de riesgo para la aparición de torsión de puntas (*torsade de pointes*, TdP)

El LQTS es un trastorno electrofisiológico caracterizado por la prolongación del iQT en el ECG y la propensión a taquiarritmias ventriculares, especialmente taquicardia ventricular polimorfa o TdP. Mientras que las formas congénitas son causadas por mutaciones en los genes de canales cardíacos de potasio, sodio o calcio, las formas adquiridas son más frecuentemente causadas por drogas, alteraciones electrolíticas o enfermedades cardíacas (7).

El valor del iQTc es aproximadamente igual para hombres y mujeres desde el nacimiento hasta la adolescencia (370 a 440 ms). En los adultos, las mujeres tienen un iQTc ligeramente más prolongado que los hombres. Un iQTc de más de 450 ms es considerado prolongado en hombres, mientras que se considera normal en mujeres hasta los 470 ms (Tabla 1) (8). Conocer los valores normales de iQTc nos permitirá evaluar el riesgo de arritmias ventriculares graves en cada paciente en particular.

Tabla 1. Variaciones de la duración del iQTc según sexo y edad. (Adaptado de Moss, 1998 (8)).

iQTc	Niños - adolescentes	Adultos	
		Hombres	Mujeres
Normal	<440 ms	<430 ms	<450 ms
Límite	440 a 460 ms	430 a 450 ms	450 a 470 ms
Prolongado	>460 ms	>450 ms	>470 ms

La prolongación del iQT durante la exposición a fármacos es un indicador de alteración en la conducción cardíaca (5). La prolongación del iQT por arriba de los 500 ms es un factor de riesgo TdP. La TdP es una arritmia poco frecuente, pero fatal en el 20% de los casos (9).

La TdP es una taquiarritmia ventricular polimorfa que se identifica en el ECG por su patrón característico de torsión. Las taquicardias ventriculares polimorfas se definen por una frecuencia cardíaca mayor a 100 latidos/minuto, con variaciones frecuentes del eje QRS o su morfología, o ambos. En el caso particular de la TdP, estas variaciones toman la forma de una alteración del eje QRS progresivo, sinusoidal y cíclico. Los picos de los complejos QRS parecen ir girando alrededor de la línea isoeléctrica, de ahí su nombre «torsión de puntas».

Una de las características típicas de las TdP incluye el antecedente de iQT prolongado, particularmente en el último latido sinusal previo al inicio de la arritmia, una frecuencia ventricular de 160 a 250 latidos/minuto, intervalo RR irregulares, y ciclado del eje QRS de 180° cada 4 a 20 latidos (Figura 3).

Figura 3. Registro de una mujer de 76 años con insuficiencia renal, a quien se le administró sotalol por presentar fibrilación auricular. El **ECG A** fue tomado luego de la conversión al ritmo sinusal. Muestra un latido auricular prematuro (estrella) seguido de una pausa, y el siguiente latido sinusal muestra una importante prolongación del iQT y deformación del mismo (flecha). El **ECG B** fue tomado varios minutos después y muestra un episodio típico de TdP: hay 4 latidos de taquicardia ventricular polimorfa, una pausa, y un latido sinusal con un iQT prolongado y deformado (flecha), interrumpido por otro episodio de taquicardia ventricular polimorfa (TdP). Este patrón de inicio (ciclo corto seguido de un ciclo largo, seguido de otro corto) es típico de la TdP asociado a drogas. En este caso se asocia a varios factores de riesgo: mujer, edad, administración de sotalol, insuficiencia renal (que aumenta los niveles plasmáticos del fármaco), y resiente conversión de fibrilación auricular. (Adaptado de Roden, 2004 (2)).

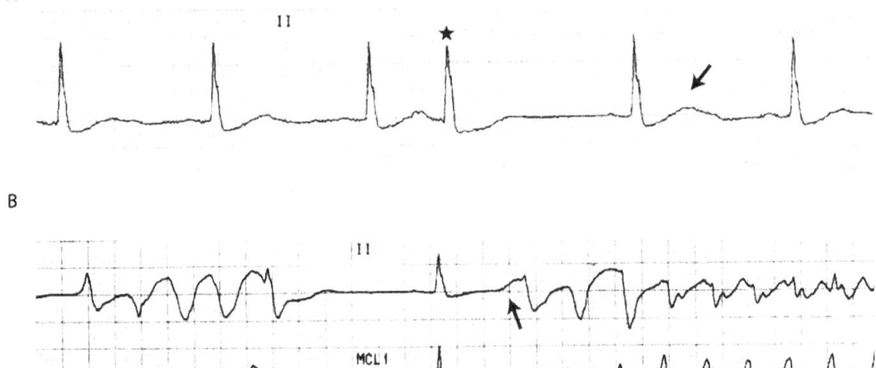

Las TdP generalmente son de corta duración y cesan espontáneamente. Sin embargo, la mayoría de los pacientes experimentan varios episodios y los mismos pueden ser muy frecuentes, pudiendo desencadenar una fibrilación ventricular y muerte súbita (10). De este modo, si el episodio dura más de 10 segundos, el síntoma característico es el síncope, pudiendo resultar en convulsiones tónico-clónicas debido a hipoxia cerebral. Si la arritmia no cede espontáneamente luego de 1-2 minutos, se produce la muerte. Si cede, el paciente generalmente recupera la conciencia rápidamente. Algunos episodios pueden durar unos pocos segundos, no llegando a producirse el síncope. En estos casos el paciente puede experimentar mareos, palpitaciones y disnea (11). El comienzo de la TdP ha sido asociado con un iQT prolongado, haciendo que la longitud del iQT sea un clásico marcador clínico de riesgo de TdP .

Figura 4. Signos de alarma para pensar en una TdP.

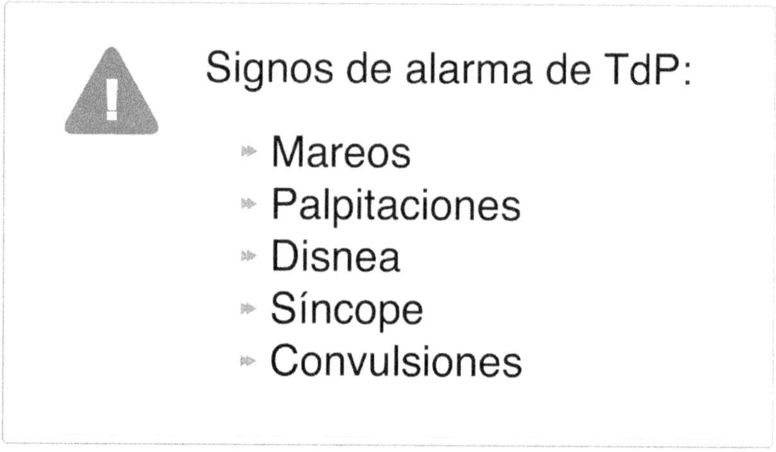

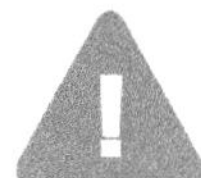

La incidencia de la TdP ha sido reportada como de 4 en 100.000 personas/año; sin embargo, en personas con factores de riesgo este valor puede ser mayor. En los últimos años, la causa más frecuente de prolongación del iQT adquirido es el uso de fármacos (5).

2.3 Factores de riesgo para prolongación del iQT dependientes del paciente

La prolongación del iQT dependerá tanto del fármaco que se administre, como de las características del sujeto en que se indique. Por lo tanto, para la valoración del riesgo y la conducta terapéutica a seguir, es fundamental conocer ambos.

Factores dependientes del paciente

La mayoría de los pacientes que han tenido TdP inducida por fármacos tienen factores de riesgo asociados (Tabla 2). Una revisión que incluía 249 pacientes con TdP asociada a drogas no cardíacas, determinó que el 97% de los pacientes tenía un factor de riesgo, y 71% tenía por lo menos dos factores de riesgo (12).

La edad mayor a los 65 años y el sexo femenino constituyen factores de riesgo no modificables para la prolongación del iQT. El factor de riesgo más frecuente para la TdP inducida por drogas es el sexo femenino (13). Diversos estudios han reportado una predominancia de 2:1 a 3:1 para el sexo femenino en iQT prolongado inducido por drogas. Esto ha sugerido que las hormonas sexuales modulan la repolarización. Los andrógenos son protectores contra la prolongación del iQT inducido por drogas, mientras que los estrógenos serían proarrítmicos (1).

Las enfermedades cardiovasculares preexistentes aumentan el riesgo de prolongación del iQT. La hipertensión arterial y la enfermedad coronaria producen *down-regulation* de los canales de potasio, lo que genera prolongación en la repolarización ventricular aumentando el riesgo de TdP.

La bradicardia es otro factor de riesgo para la TdP (7). La bradicardia es causada por ritmo sinusal lento, hipotermia o hipotiroidismo. Todos estos pueden causar prolongación de la repolarización ventricular y aumentar el riesgo de TdP. No obstante, la pausa provocada por una extrasístole puede ser más importante que la bradicardia per se al inicio de una TdP (1).

La conversión a ritmo sinusal luego de una fibrilación auricular (FA) constituye un factor de riesgo para TdP. Existe evidencia clínica de que la FA actúa como factor protector contra la TdP, y luego de la conversión a ritmo sinusal, el riesgo aumenta. Esto podría deberse a remodelaciones miocárdicas en estos estados (1).

Otros antecedentes a tener en cuenta son la insuficiencia cardíaca, la presencia de un iQT basal prolongado, tanto la falla como la hipertrofia del ventrículo izquierdo, el prolapso de la válvula mitral y el infarto agudo de miocardio. Dentro de los LQTS congénitos, se destaca el síndrome de Romano-Ward y el síndrome de Jervell y Lange-Neilsen.

Distintas alteraciones hidroelectrolíticas aumentan el riesgo de prolongación del iQT, como ser hipocalcemia, hipomagnesemia, hipoglucemia. La hipokalemia produce un disbalance en los canales de potasio del miocito, haciendo que aumente la concentración de canales en estado inactivo (14). También se describe un aumento del bloqueo de los canales de potasio por drogas cuando los niveles de potasio extracelular disminuyen (1). La hipomagnesemia aumenta el riesgo de TdP, posiblemente modulando los canales de calcio tipo-L. Este hecho llevó a la implementación del magnesio intravenoso como tratamiento de la TdP. Actualmente es el tratamiento de primera línea para esta arritmia (1).

Determinados antecedentes patológicos se asocian a aumento de riesgo de prolongación del iQT. Se destacan la diabetes mellitus, la insuficiencia renal y la hepática, distintas disfunciones hipofisarias, enfermedad tiroidea, enfermedades del sistema nervioso central, SIDA, malnutrición y anorexia nerviosa. En los pacientes obesos los fármacos producen mayor incremento del iQT. Se ha asociado el accidente cerebro-vascular agudo, tanto hemorrágico como isquémico, a la prolongación del iQT (15).

Algunas adicciones son de particular relevancia. Tanto el consumo de alcohol como de cocaína constituyen factores de riesgo. Pero el uso concomitante de cocaína y alcohol dan como resultado cocaetileno, el cual tiene un sinergismo cardiotóxico potencial si se lo compara con el uso de cocaína o alcohol por separado.

El consumo crónico de alcohol se asocia a injuria cardíaca. La destrucción del sistema nervioso autónomo es debido al acetaldehído, que es la sustancia tóxica que causa la prolongación del iQT. El alcoholismo puede producir insuficiencia hepática, disminuyendo así el metabolismo de varias drogas (16).

El uso crónico de tabaco aumenta el riesgo cardiovascular como factor de riesgo independiente para la prolongación del iQT (16).

Tabla 2. Factores de riesgo para la prolongación del iQT.

Edad / Sexo	Mayores de 65 años
	Sexo femenino
Enfermedad cardiovascular preexistente	Hipertensión arterial
	Insuficiencia cardíaca
	LQTS congénitos, o formas subclínicas
	iQT basal prolongado
	Bradicardia
	Reciente conversión de FA
	Falla del ventrículo izquierdo
	Hipertrofia del ventrículo izquierdo
	Prolapso de la válvula mitral
	Infarto de miocardio, enfermedad coronaria
Alteraciones electrolíticas	Hipokalemia
	Hipocalcemia
	Hipomagnesemia
	Hipoglucemia
Antecedentes patológicos	Diabetes mellitus
	Insuficiencia renal
	Insuficiencia hepática
	Disfunción hipofisaria
	Enfermedad del sistema nervioso central/hemorragia subaracnoidea
	SIDA
	Malnutrición
	Obesidad
	Anorexia nerviosa
	Enfermedad tiroidea
Abuso de sustancias	Alcohol
	Cocaína
	Tabaco
Otros	Uso concomitante de diuréticos
	Polimedicación
	Interacciones farmacológicas

Fármacos y prolongación del intervalo QT

Se asume, aunque no ha sido probado aún, que aunque una droga produzca un pequeño incremento del iQTc en una población, indica la existencia de algún riesgo de TdP si se expone a un gran número de pacientes a esa droga (3). El iQTc se usa durante los ensayos clínicos y por los médicos asistenciales como marcador predictivo de efectos adversos como síncope o muerte súbita debido a TdP. No obstante, como ocurre con muchos marcadores, su relación con el evento de interés es imperfecta; el riesgo de TdP no es una función lineal de la prolongación del iQTc, ni de la extensión de dicha prolongación (3).

El desarrollo de TdP es acompañado inevitablemente por la prolongación del iQT. Algunas veces esto se evidencia en cada latido, otras solo ocurre en el latido previo antes de la TdP (1).

Los LQTS congénitos se deben a alteraciones en distintos canales iónicos y sus moduladores. En contraste, el mecanismo por el cual los fármacos causan LQTS es casi siempre mediante el bloqueo del componente rápido de la corriente rectificadora retardada de potasio (I_{Kr}). Este canal es bloqueado por drogas con estructuras diversas y de distintas clases. Esto podría deberse a características particulares en la estructura del canal. Otro mecanismo por el cual algunas drogas impiden el funcionamiento de este canal iónico es mediante la inhibición del tráfico del mismo, impidiendo su inserción en la membrana plasmática. De este modo, la prolongación del iQT puede verse no solo al inicio de un tratamiento, sino durante el mismo. Por ejemplo, la fluoxetina y la norfluoxetina presentan ambos mecanismos (1).

El vínculo entre TdP, el efecto clínico de un fármaco y cambios a nivel celular y molecular es imperfecto. Algunas drogas que raramente causan TdP, bloquean la I_{Kr} (ej., verapamilo, amiodarona). Por esto, es probable que otras acciones farmacológicas estén implicadas (acciones que prevengan la TdP, como bloquear la despolarización temprana). En efecto, la amiodarona prolonga el iQT más de 500 ms, pero raramente produce TdP. De este modo, resulta difícil predecir si una droga va a producir TdP en un paciente o en una población (3).

La relación entre la prolongación del iQTc y la TdP NO es lineal

Si bien la prolongación del iQT sigue siendo el mejor predictor de TdP, no todos los fármacos que prolongan dicho intervalo se han asociado a la aparición de arritmias ventriculares graves.

Debido a interacciones farmacodinámicas es posible que al combinar dos drogas que prolongan el iQT (ej., escitalopram y tioridazina), se incremente aún más el riesgo de prolongación del iQT y de TdP en comparación con su uso en monoterapia.

La interacción puede ser farmacocinética también (ej., la eritromicina inhibe el metabolismo de la cisaprida vía citocromo 450 (CYP) 3A4) (6). Dentro de las interacciones farmacológicas, el uso concomitante de más de una droga que prolongue el iQT, aumenta el riesgo de que el efecto adverso ocurra. Lo mismo si se utilizan en monoterapia dosis supraterapéuticas de drogas que prolonguen el iQT. El uso concomitante de inhibidores del metabolismo de fármacos (sean fármacos o alimentos) que puedan prolongar el iQT, aumenta el riesgo de que esto ocurra. El riesgo se ve también aumentado con el uso concomitante de diuréticos, por las posibles alteraciones hidroelectrolíticas que los mismos pueden causar. Las interacciones más importantes se dan a nivel del metabolismo hepático vía CYP P 450, dada su alta frecuencia.

Los fármacos que más frecuentemente se asocian a prolongación del iQT son los antiarrítmicos clase Ia (quinidina, procainamida) y clase III (sotalol, amiodarona). Se han registrado drogas que pueden prolongar el iQT en casi todos los grupos terapéuticos, aunque no todas han sido investigadas al respecto al mismo nivel, por lo que cuantificar el riesgo es dificultoso (11).

Se ha propuesto clasificar a los fármacos que pueden producir prolongación del iQT en 4 categorías (11):

• *Riesgo conocido de TdP:* son fármacos que prolongan el iQT y presentan un riesgo cierto de producir TdP, incluso cuando se los administra correctamente.

• *Posible riesgo de TdP:* son fármacos que pueden prolongar el iQT, pero en la actualidad carecen de evidencia de aumentar el riesgo de aparición de TdP, cuando se los administra correctamente.

• *Riesgo condicional de TdP:* Son fármacos asociados con TdP pero solo bajo ciertas condiciones de uso (ej., dosis excesiva, en pacientes con factores de riesgo asociados, interacciones medicamentosas, etc).

• *Fármacos que se deben evitar en pacientes con LQTS congénitos:* son fármacos que presentan alto riesgo de TdP en pacientes con LQTS congénitos. Incluyen todos los de las otras 3 categorías más otros que no prolongan el iQT per se pero que presentan un riesgo especial debido a otras acciones.

La lista de fármacos que pertenecen a cada una de estas 4 categorías es extensa, y varía a medida que aumenta la evidencia. Por lo tanto, se recomienda consultar el sitio web *www.crediblemeds.org* como fuente actualizada de información.

3. Prolongación del intervalo QT secundario a psicofármacos

3.1 Antidepresivos

Dentro de este grupo, los antidepresivos tricíclicos (ATC) y los inhibidores selectivos de la recaptación de serotonina (ISRS) han sido los más estudiados, asociándose ambos con la prolongación del iQT (Tabla 3).

El escitalopram, citalopram y amitriptilina mostraron una correlación dosis-respuesta con la prolongación del iQTc estadísticamente significativa. Un aumento de 5 mg a 10 mg y de 10 mg a 20 mg de escitalopram mostraron un incremento del iQTc de 11 y 4,7 ms (debería ser al revés) respectivamente. Un aumento de 10 mg a 20 mg y de 40 mg a 60 mg de citalopram mostraron un incremento del iQTc de 9,8 y 6,1 ms respectivamente. Mientras que un aumento de dosis de 25 mg a 50 mg de amitriptilina mostró un incremento del iQTc de solo 3,4 ms (2). A raíz de este y otros estudios, distintas agencias de regulación de drogas han publicado recomendaciones y alertas. Mientras que la FDA advierte sobre el riesgo de prolongación del iQTc y la TdP con el uso de citalopram, la MHRA hace extensiva este alerta también al escitalopram.

Tabla 3. Antidepresivos clasificados según riesgo de producir TdP.

Riesgo conocido	Posible riesgo	Riesgo condicional
Citalopram	Clomipramina	Sertralina
Escitalopram	Imipramina	Fluoxetina
	Desipramina	Fluvoxamina
	Nortriptilina	Paroxetina
	Venlafaxina	Amitriptilina
	Mirtazapina	Doxepina
	Atomoxetina	Trazodona

3.1.1 Antidepresivos tricíclicos

Los ATC causan prolongación del iQT. Esto lo producen a través de varios mecanismos, como el bloqueo de los canales de sodio, cloro y potasio (16). Si bien las distintas drogas de este grupo no presentarían el mismo riesgo de TdP, al día de hoy los datos son contradictorios, no permitiendo establece una recomendación acerca de cuál sería la de menor o mayor riesgo.

3.1.2 Inhibidores de la mono-amino-oxidasa (IMAO)

Poca información hay en relación a los IMAO. Los datos actuales sugieren que no presentan riesgo de prolongar el iQTc de modo significativo, ni se los asocia a mayor riesgo de TdP (17).

3.1.3 Inhibidores selectivos de la recaptación de la serotonina (ISRS)

Los ISRS como grupo, administrados a dosis terapéuticas, no han demostrado aumentos significativos del iQTc. No obstante, la literatura actual informa prolongación del iQTc y de TdP más frecuentemente con el uso de citalopram y escitalopram, en comparación con las otras drogas del grupo, reportándose casos aislados de estas últimas. Basándose en la información disponible, la paroxetina es el ISRS que menos se asocia a prolongación del iQTc, aunque la *ArizonaCERT* la incluye en la lista de riesgo de prolongación del iQTc y TdP bajo determinadas circunstancias, junto con sertralina, fluoxetina y fluvoxamina. Un caso particular lo constituyen las interacciones con estos fármacos, tanto por su posible potenciación del efecto adverso, como por la posible inhibición del metabolismo de otros fármacos que puedan producirlo. Otra situación es la de la sobredosis; todos los ISRS se han asociado a prolongación del iQTc en sobredosis, a excepción de la paroxetina, lo que sugiere una relación dosis-efecto (2).

El caso más controversial es el del citalopram (Tabla 4). Se lo considera capaz de prolongar el iQTc de modo dosis dependiente. Este efecto adverso se reporta con mayor frecuencia en pacientes con factores de riesgo, o en interacción con otros fármacos, principalmente los que inhiben su metabolismo (18). Actualmente la FDA recomienda una dosis diaria menor a 40 mg/día, aunque esta recomendación puede resultar conservadora (16); por otro lado, dosis mayores a 40 mg/día no han demostrado beneficio terapéutico significativo (18). Para el caso de sobredosis, la relación dosis-efecto entre el citalopram y la prolongación del iQT está descripta en numerosos estudios, incluyendo casos de TdP. Diversos trabajos han informado mayor prolongación del iQT en intoxicaciones por citalopram que por fluoxetina, fluvoxamina, paroxetina, sertralina, mirtazapina o venlafaxina, determinando una clara relación entre la dosis ingerida y la prolongación del iQT (18). Esta relación existiría también en dosis dentro del rango terapéutico, pero dentro de este rango es poco probable que se presenten alteraciones en el ECG, salvo en casos de alteraciones en el metabolismo o en enfermedad cardíaca preexistente. No obstante, en 2012 la FDA indicó que debería suspenderse su uso en pacientes con prolongación persistente del iQTc (intervalo QT corregido) mayores a 500 ms (18).

El escitalopram es el S-enantiómero del citalopram. Mientras que la alerta de la FDA en relación al citalopram especificando el riesgo de prolongación del iQTc no se extiende al escitalopram, las guías del MHRA advierte sobre el riesgo con el uso de ambas drogas (Tabla 4) (2).

Varios estudios han identificado prolongación del iQTc con el uso de escitalopram, que estarían relacionados con la dosis administrada; sin embargo generalmente se trata de cambios clínicamente insignificantes. Por otro lado, un estudio retrospectivo extenso ha demostrado que en promedio el escitalopram produjo un incremento del iQTc mayor a 5 ms, el MHRA le aplica las mismas restricciones que para el citalopram, el *ArizonaCERT* lo reporta como de riesgo para producir prolongación del iQTc, al igual que el productor de la droga (2).

En síntesis, la prolongación del iQTc clínicamente significativa es rara pero ocurre, y es más esperable que esto ocurra con el uso de citalopram o escitalopram, en comparación con fluoxetina, fluvoxamina, sertralina y paroxetina (2).

Tabla 4. Recomendaciones de la *Food and Drug Administration* (FDA) y la *British Medicines and Healthcare Products Regulatory Agency* (MHRA) (Adaptado de Funk 2013 (2)).

Recomendación	FDA	MHRA
No usar citalopram en las siguientes situaciones	-Uso de otros fármacos que puedan prolongar el iQT -LQTS congénito -iQTc > a 500 ms *persistente* *-Bradicardia* *-Hipokalemia* *-Infarto agudo de miocardio reciente* *-Insuficiencia cardíaca descompensada*	-Uso de otros fármacos que puedan prolongar el iQT -LQTS congénito -iQTc > a 500 ms *-iQTc prolongado preexistente*
Usar **dosis máxima de citalopram de 20 mg** en las siguientes situaciones	-Pacientes > de *60* años -Insuficiencia hepática *-Metabolizadores lentos CYP2C19* *-Uso concomitante de drogas inhibidoras del CYP2C19*	-Pacientes > de *65* años -Insuficiencia hepática
Usar **dosis máxima de citalopram de 40 mg** en las siguientes situaciones	-Pacientes adultos	-Pacientes adultos
No usar escitalopram en las siguientes situaciones	*-Sin recomendaciones*	-Uso de otros fármacos que puedan prolongar el iQT -Síndrome congénito de iQT largo -iQTc > a 500 ms -iQTc prolongado preexistente
Dosis máxima de escitalopram de 10 mg	*-Sin recomendaciones*	-Pacientes > de 60 años -Insuficiencia hepática

Los estudios realizados con fluoxetina, han demostrado escaso cambio del iQTc. Inclusive se ha realizado un estudio, si bien de solo 27 pacientes, donde evaluaron el uso de fluoxetina (a dosis de hasta 60 mg/día) en sujetos con enfermedad cardíaca, encontrando cambios clínicamente no significativos del iQTc. A pesar de los pocos reportes de prolongación del iQTc con el uso de fluoxetina, el prospecto cita casos de TdP, y existen reportes de casos de prolongación del iQTc con el uso de fluoxetina, sola o asociada a otras drogas que puedan producirlo. También el *ArizonaCREST* identifica el riesgo de prolongación del iQTc con el uso de fluoxetina (2). La fluoxetina puede producir prolongación del iQT por 2 mecanismos distintos. Por un lado, bloqueando los canales de potasio, y por otro, impidiendo que los mismos se inserten en la membrana plasmática (1).

En relación a la fluvoxamina, distintos estudios han demostrado la falta de efectos significativos en el iQTc, el *ArizonaCREST* la incluye dentro de la categoría de riesgo condicional de prolongación del iQTc, y el prospecto del productor señala el riesgo en asociación con otras drogas que puedan producirlo, así como reportes de casos de TdP (2).

La sertralina ha sido estudiada en distintas condiciones. En sujetos mayores a 65 años, en pacientes post-infarto agudo de miocardio o post-angina inestable no se han detectado cambios significativos en el iQTc, a dosis entre 50 y 200 mg/día. En asociación con cisaprida o pimozida, ambos sustrato de la CYP 3A4, se han detectado incrementos del iQTc menores al 15%. En concordancia con lo estudiado, el *ArizonaCERT* asocia a la sertralina con riesgo de producir prolongación del iQTc bajo determinadas condiciones (11). No obstante, el prospecto del productor menciona reportes de prolongación del iQTc y TdP (2).

La paroxetina ha sido estudiada en monoterapia y asociada a otros fármacos. Cuando se administra sola, no se han detectado cambios en el iQTc. Dado que se trata de un inhibidor de la CYP 2D6, se la ha estudiado en asociación a fármacos que se metabolizan por esta vía y que tiene la propiedad de prolongar el iQTc (ej., flecainida). En este caso, se observó prolongación estadísticamente significativa del iQTc. La *ArizonaCERT* sitúa a la paroxetina dentro de las drogas que pueden prolongar el iQTc en determinadas situaciones (11), y el productor advierte sobre su uso asociado a otros fármacos que puedan prolongar el iQTc (2).

3.1.4 Antidepresivos duales

El riesgo de prolongación del iQT con el uso de antidepresivos nuevos a dosis terapéuticas es bajo, en comparación con los ISRS y los ATC. El mayor riesgo se describe con el uso de venlafaxina y bupropión, principalmente en dosis supraterapeuticas (19).

La venlafaxina es un inhibidor de la recaptación de serotonina y noradrenalina. Se han reportado casos aislados de prolongación del iQT con el uso de dosis terapéuticas de venlafaxina, siendo esta relación dosis dependiente (20, 21).

El bupropión es un inhibidor de la recaptación de noradrenalina y dopamina. No hay evidencia de prolongación del iQT a dosis terapéuticas hasta la fecha (16).

En relación a desvenlafaxina, duloxetina y milnacipram, en la actualidad no hay evidencia de asociación significativa entre estos y prolongación del iQT.

3.1.5 Otros antidepresivos

La mirtazapina aumenta el iQT en 3 ms aproximadamente, siendo significativamente mayor en casos de sobredosis (16).

Estudios *in vitro* han demostrado baja afinidad de la mianserina por los canales de potasio. No obstante se han reportado casos aislados de arritmias en pacientes con factores de riesgo asociados o medicados con otros fármacos proarritmogénicos.

La trazodona ha mostrado un incremento moderado del iQT, siendo mayor en casos de sobredosis (16).

Se describe en un estudio la prolongación del iQT con el uso de atomoxetina en mujeres, no así en hombres (22). Mientras que en niños y adolescentes no se han detectado cambios significativos en el iQT (23). No obstante, la información disponible a la fecha no es concluyente.

En la actualidad, no se asocia la agomelatina ni la vilazodona a prolongación del iQT.

3.2 Litio

El uso crónico de litio se asocia a varios cambios en el ECG, tales como disfunciones del nodo sinusal y atrio-ventricular, bloqueos completos, bradicardia, prolongación del iQT y cambios en la morfología de la onda T. Esto se daría por el bloqueo de la bomba sodio/potasio ATPasa, y de canales de sodio. Si bien las diferencias halladas en los ECG de pacientes en tratamiento a largo plazo en relación al iQTc no se asociaron a mayor frecuencia de arritmias ventriculares, esto podría constituir un factor de riesgo para las mismas (24). En relación al inicio del tratamiento, no se asocia a prolongación del iQTc, aunque sí a alteraciones de la onda T y bradicardia sinusal. En casos de intoxicación aguda, se describen depresión del segmento ST, inversión de la onda T, y menos frecuentemente, prolongación del iQTc (17).

3.3 Antipsicóticos

Tanto los antipsicóticos típicos como los atípicos se han asociado a un mayor riesgo de muerte súbita. En EE. UU. todos llevan una advertencia (*warning box*) haciendo referencia a la mortalidad en pacientes ancianos con trastornos conductuales asociados a demencia (25). El riesgo de muerte súbita en pacientes en tratamiento con antipsicóticos ha sido estimado en 2,4 veces mayor al riesgo de los controles sin tratamiento.

Estudios recientes muestran que los pacientes no medicados con esquizofrenia y sus familiares en primer grado presentan una desregulación autonómica cardíaca, sugiriendo una posible vulnerabilidad genética (26). Otro grupo de riesgo lo constituyen los ancianos, dado el elevado número de factores de riesgo asociados, y siendo los antipsicóticos de uso frecuente en el tratamiento de demencias en estado avanzado (25). De todos modos, el riesgo global de muerte súbita y TdP asociado al uso de antipsicóticos es bajo (27).

En relación a la prolongación del iQT algunos estudios proponen que los que más se asocian a prolongación del iQT son la tioridazina, en particular, y las fenotiazinas en general, habiéndose reportado casos de TdP y en el caso de la tioridazina, muerte súbita cardíaca. Mientras que los que menos frecuentemente se asocian a este efecto adverso son la quetiapina, olanzapina y risperidona (Tabla 5) (9). Un estudio de más de 75.000 personas mayores de 65 años determinó que el riesgo de mortalidad del haloperidol era 2 veces mayor al de la risperidona o la olanzapina, mientras que la quetiapina fue la que menor riesgo presentó. Cabe resaltar que en dicho estudio se evaluó mortalidad global y no solo la debida a la TdP. Varios estudios dan resultados similares: haloperidol y clorpromazina se asociaron a mayor riesgo de muerte súbita de causa cardíaca (y de mortalidad en general) en comparación con olanzapina y risperidona, siendo la quetiapina la de menor riesgo (25).

Tabla 5. Antipsicóticos clasificados según riesgo de producir TdP.

Riesgo conocido	Posible riesgo	Riesgo condicional
Tioridazina	Sertindol	Olanzapina
Clorpromazina	Clozapina	Quetiapina
Levomepromazina	Risperidona	Ziprasidona
Haloperidol	Paliperidona	Amisulpirida
Droperidol	Iloperidona	
Pimozida	Aripiprazol	
Sulpirida	Asenapina	
Levosulpirida		

3.3.1 Antipsicóticos típicos

Las fenotiazinas son potencialmente arritmogénicas y son las que más probablemente resulten en TdP en relación a otros psicofármacos. El mayor riesgo de prolongación del iQT se presenta con la tioridazina. Se deben prescribir con precaución en pacientes con factores de riesgo; en el caso de la tioridazina, la dosis no debería superar los 100 mg/día (28). Los antipsicóticos de baja potencia, tales como la clorpromazina, prolongan el iQT de forma dosis dependiente. Por esos motivos se recomienda monitorear el iQT cuando se indican estas drogas (16).

El haloperidol, un antipsicótico de alta potencia, posee la capacidad de prolongar el iQT, siendo la administración intravenosa la de mayor riesgo. Los pacientes geriátricos son los más vulnerables a este efecto adverso, siendo necesario en ellos un monitoreo cuidadoso. La FDA recomienda, cuando se administra por vía intravenosa, monitoreo cardíaco; destaca también que la vía intravenosa no está aprobada, pero es de uso frecuente. El droperidol, otra butirofenona, también produce prolongación del iQT, siendo particularmente riesgoso cuando se asocia a otros fármacos que puedan prolongarlo. Otros antipsicóticos de alta potencia como la pimozida, se relacionan con prolongación significativa del iQT. Tanto la pimozida como el droperidol pueden causar TdP (16).

La **clotiapina** se ha asociado a prolongación del iQT, a TdP y a muerte súbita cardíaca (29), aunque la información disponible a la fecha es escasa.

3.3.2 Antipsicóticos atípicos

Si bien se ha descripto prolongación del iQTc con la mayoría de los antipsicóticos atípicos, es difícil estimar un ranking de riesgo de cada uno de ellos (30).

En relación a la risperidona, los resultados son controvertidos. En uno de los estudios la prolongación del iQTc promedio con 16 mg/día de risperidona fue de 3,6 mg, resultando ser uno de los antipsicóticos más seguros. La risperidona inhibe el canal de potasio responsable de la I_{Kr}, no modifica de modo significativo la I_{ks}, y afecta la $I_{Ca,L}$ a dosis altas. También se ha descripto que la risperidona se acumula en el miocardio, haciendo dificultosa la comparación entre niveles plasmáticos y bloqueo de canales iónicos. Su metabolito activo, la paliperidona, también inhibe la I_{Kr}. El hecho de que actúe sobre múltiples receptores puede explicar la relativa seguridad de esta droga. El riesgo sería considerablemente mayor cuando se asocia a inhibidores del CYP 2D6. Existen en la actualidad reportes de casos de prolongación del iQTc, TdP y muerte súbita asociada a TdP, algunos de ellos en sobredosis, otros con factores de riesgo asociados o en el contexto de interacciones. Pero también se describen a dosis terapéuticas y sin otros factores asociados. Si bien infrecuentes, constituyen los llamados LQTS adquiridos selectivos. Son pacientes que no presentan este efecto adverso con otras drogas, pero sí con una en particular, existiendo casos descriptos para la risperidona (31).

La iloperidona y paliperidona han mostrado riesgo de producir prolongación del iQT; de 9 ms para la iloperidona. Sin embargo, con el uso concomitante de paroxetina puede llegar a los 15,4 ms. Los inhibidores potentes del CYP 2D6 y 3A4, como la paroxetina y el ketoconazol, pueden aumentar significativamente los valores plasmáticos de iloperidona y paliperidona, pudiendo resultar de este modo en una mayor prolongación del iQT (16).

La clozapina puede producir miocarditis y prolongación del iQT, de manera dosis dependiente, y se la asocia con mayor incidencia de TdP en casos de factores de riesgo concomitantes (16).

En relación al sertindol, el mismo se ha asociado a aumento de la mortalidad cardiovascular, si bien no se sabe si la misma es secundaria a TdP. Produce un incremento del iQT de 19 ms, siendo mayor a mayor dosis (32), motivo por el cual la Administración Nacional de Medicamentos, Alimentos y Tecnología Médica (ANMAT) limita su uso a pacientes que hayan presentado intolerancia como mínimo a otro antipsicótico, y recomienda no utilizarlo en situaciones de urgencia para el alivio rápido en pacientes con sintomatología aguda (33). Este efecto adverso motivó que la FDA lo retirara del mercado.

Lineamientos de la ANMAT para el uso de sertindol:
* La monitorización del ECG es obligatoria antes y durante el tratamiento con sertindol.
* Sertindol está contraindicado si se observa un iQTc superior a 450 ms en hombres o 470 ms en mujeres en el control basal.
* La monitorización del ECG debe realizarse en el control basal, cuando se alcanza el estado de equilibrio después de aproximadamente 3 semanas o cuando se alcanzan los 16 mg y de nuevo después de 3 meses de tratamiento. Durante el tratamiento de mantenimiento, se requiere un ECG cada 3 meses.
* Durante el tratamiento de mantenimiento, las mediciones del ECG deben realizarse antes y después de cualquier incremento de la dosis. Se recomienda un ECG después de la adición o incremento de la dosis de medicación concomitante que pueda aumentar la concentración de sertindol (interacciones).
* Si durante el tratamiento con sertindol se observa un iQTc de más de 500 ms, el tratamiento con sertindol debe interrumpirse.
* En pacientes que experimenten síntomas tales como palpitaciones, convulsiones o síncope que puedan indicar la aparición de arritmias, el médico debe iniciar una evaluación urgente, incluyendo un ECG.
* Idealmente, la monitorización del ECG se realiza durante la mañana y para el cálculo del iQTc se aconseja la fórmula de Fridericia o de Bazett.

También recomienda identificar factores de riesgo para el tromboembolismo venoso, determinar la concentración sérica basal de potasio y magnesio en pacientes con riesgo de alteraciones hidroelectrolíticas significativas, utilizar con precaución en pacientes metabolizadores lentos del CYP 2D6 (o que utilicen fármacos que inhiban esta enzima). Aconseja utilizar con precaución en pacientes mayores de 65 años o con pacientes con insuficiencia hepática (33).

La asenapina como monodroga no ha mostrado prolongación del iQT por encima de los 500 ms, pero sí mostró prolongaciones similares a la quetiapina. Existen reportes de casos que demuestran prolongación mayor a los 500 ms con el uso concomitante de clozapina (34).

El aripiprazol presenta bajo riesgo cardíaco en pacientes sin factores de riesgo, no obstante se reportan casos aislados de TdP y muerte súbita. En personas con alto riesgo de TdP se recomienda realizar un ECG basal y controles una vez alcanzado el estado estacionario (35).

La ziprasidona constituye otro caso controvertido. Su uso por largo tiempo se asocia con la prolongación del iQT más significativa: 20 ms. La ziprasidona prolonga la duración de la repolarización de un modo dosis independiente (16). No obstante, la prolongación del iQTc mayor a los 480 ms o un aumento del mismo mayor a los 60 ms del basal, es infrecuente (30).

Con el uso como monodroga y a dosis bajas de olanzapina (ej., < 20 mg de olanzapina) se han reportado prolongaciones del iQT de baja magnitud. Con respecto a la lurasidona, su efecto sería similar a la olanzapina, aunque en la actualidad existen pocos estudios al respecto como para sacar conclusiones. La quetiapina produce prolongación del iQT y podría resultar en TdP, si se asocia a otros factores de riesgo. Tanto la olanzapina, risperidona y quetiapina mostraron menor prolongación del iQT potencial que la tioridazina. (16).

Tanto la sulpirida como la levosulpirida se asocian a prolongación del iQT, a TdP y a muerte súbita cardíaca (29). En el caso de la amisulpirida, se describe prolongación del iQT en pacientes sin otros factores de riesgo, a dosis terapéuticas (36), pero el mismo no sería significativo.

3.4 Drogas antiepilépticas

Existen pocos estudios que brinden información en relación al riesgo de prolongación del iQT de estos fármacos. De acuerdo a los datos disponibles hasta el momento, las drogas antiepilépticas (DAE) en general presentarían bajo riesgo de producir prolongación del iQT.

La información respecto a la lamotrigina es controvertida. Esta droga bloquea canales de sodio. Estudios *in vitro* le atribuyen la propiedad de prolongar el iQT. Sin embargo, los estudios clínicos no son concluyentes.

La lacosamida produce el bloqueo de canales de sodio voltaje dependiente. Se describe una modesta prolongación del intervalo PR, no detectándose modificaciones en el iQT. Hay algunos reportes que asociarían a la lacosamida con otras alteraciones de la conducción miocárdica, como el bloqueo AV (5).

3.5 Benzodiacepinas

En relación a las benzodiacepinas, no existe a la fecha evidencia de que las mismas produzcan prolongación significativa del iQTc o TdP.

3.6 Antidemenciales

Este grupo de drogas tiene la particularidad de indicarse en sujetos con más chance de tener uno o varios factores de riesgo, ya que son patologías que generalmente se diagnostican en la vejez.

Se destacan los inhibidores de la acetilcolinesterasa y los antagonistas de los receptores N-metil-D-aspartato (NMDA).

El grupo de los inhibidores de la acetilcolinesterasa se asocia a prolongación del iQT (Tabla 6) (37, 38). Se describen casos de prolongación del iQT y TdP con donepecilo (39, 40). Hay reportes de prolongación del iQT, arritmias ventriculares y síncope con el uso de galantamina. Si bien produce un bloqueo débil de los canales de potasio (HERGE), podría producir prolongación del iQT en pacientes con factores de riesgo asociados, en el caso de sobredosis o con interacciones farmacológicas (41). En relación a la rivastigmina, si bien existen reportes aislados, no disponemos de información suficiente con respecto a su capacidad para prolongar el iQT. Lo mismo ocurre con la memantina.

Tabla 6. Antidemenciales clasificados según riesgo de producir TdP.

Riesgo conocido	Posible riesgo	Riesgo condicional
Donepecilo		Galantamina

3.7 Psicoestimulantes

En la actualidad se los considera fármacos seguros en relación a su potencial arritmogénico. El metilfenidato puede producir prolongación no significativa del iQTc, por lo que se recomienda no usar en pacientes con LQTS congénito. En relación al modafinilo y al armodafinilo no hay evidencia científica hasta la actualidad que indique alteraciones significativas del iQT (42-45).

4. Uso de psicofármacos y riesgo de TdP: manejo terapéutico

Como se mencionó anteriormente, la aparición de arritmias ventriculares graves asociadas al uso de psicofármacos se debe a múltiples factores. La evaluación del riesgo de que dicho efecto adverso ocurra es compleja, y deberá ser ajustada a cada caso en particular. La decisión de indicar o no un psicofármaco que potencialmente pueda prolongar el iQT, se basará en el análisis riesgo/beneficio en cada caso en particular. Esta evaluación es especialmente compleja en el caso de drogas nuevas, ya que los estudios clínicos previos a su comercialización pueden no detectar determinados efectos adversos, o si bien lo hacen, no es posible cuantificar el riesgo de que ocurran cuando se usan en otras poblaciones (3). Siempre se intentará utilizar drogas con el mejor perfil de efectos adversos en relación con los antecedentes del paciente.

Si éstas no resultaran útiles, y debido a la gravedad de la patología a tratar, se optara por un fármaco que presenta la prolongación del iQT como posible efecto adverso, se sugiere seguir estos pasos (16):

※ Evaluar factores de riesgo: Asesorar al paciente a cerca de los factores de riesgo, y explicar la importancia de comunicar la aparición de alguno de ellos al médico tratante. Explicar también cuáles son los síntomas de alarma que debe comunicar a la brevedad.

※ Obtener un ECG basal y luego de que el fármaco haya alcanzado su estado estacionario. Repetir el ECG con cada cambio de dosis.

※ Usar la menor dosis terapéutica efectiva.

※ Titular lentamente para permitir la adaptación de potenciales interacciones entre otros medicamentos o factores metabólicos.

※ Monitorear niveles de electrolitos, especialmente potasio (debe mantenerse en rango normal-alto).

※ Considerar factores que disminuyen los niveles plasmáticos de electrolitos (diarrea, vómitos, diuréticos, etc.).

※ Evaluar la totalidad de la medicación que el paciente esté recibiendo, a fin de evitar interacciones que aumenten el riesgo de prolongación del iQT, ya sean farmacodinámicas o farmacocinéticas. Advertir al paciente del riesgo de automedicarse.

※ Discontinuar psicofármacos que prolonguen el iQTc más de 500 ms, aún si el paciente está asintomático.

* Considerar la prolongación del iQTc como la causa de síncopes, palpitaciones, disnea o convulsiones.
* Alentar al paciente de abstenerse del consumo de alcohol y tabaco.
* Consultar fuentes científicas actualizadas para asesorarse sobre el riesgo de prolongación del iQT de una droga.

Se recomienda el *screening* de prolongación del iQT en los siguientes casos:

* Pacientes con antecedentes de paro cardíaco, pérdida de la conciencia, síncope o convulsiones, que no se puedan explicar de otro modo.
* Episodios de mareos, palpitaciones, disnea, que no se puedan explicar de otro modo.
* Pulso enlentecido (frecuencia cardíaca menor a 50 latidos/minuto).
* Hipokalemia, hipocalcemia o hipomagnesemia.
* Pacientes en tratamiento con diuréticos de asa (ej., furosemida).
* Paciente con antecedentes familiares de LQTS congénito.

Si la sintomatología es infrecuente, puede ser beneficioso realizar un Holter cardíaco (11), ya que con el uso del ECG convencional es poco probable que logre detectarse una posible arritmia

4.1 Aspectos prácticos para la medición del intervalo QT

Si bien las arritmias ventriculares graves no siempre se preceden de la prolongación del iQT en el ECG control, y a la inversa, la prolongación del iQT no siempre es seguido de una arritmia ventricular grave, a la fecha sigue siendo el mejor predictor de este efecto adverso.

El mejor método para mensurarlo es el Holter de 24 hs. de 12 canales, usando una combinación de medición manual y computarizada (6). Esto se debe en parte a la variabilidad que presenta el iQT en relación al balance hidroelectrolítico, al sistema nervioso autónomo, al estado post-prandial, etc. (7). De todos modos, con un ECG y mediciones manuales, se pueden conseguir mediciones reproducibles y similares a las logradas con el Holter. Las correcciones según la frecuencia cardíaca, mediante la fórmula de Bazett o Fridericia, son útiles en un rango estrecho de frecuencias, ya que provocan una sobrecorrección en casos de frecuencia cardíaca alta, y una subcorrección en frecuencias cardíacas bajas. Una alternativa efectiva para la corrección según frecuencia cardíaca es usar el nomograma QT. En pacientes con TdP inducida por drogas, una evaluación retrospectiva del nomograma QT encontró que tiene una sensibilidad del 97% y una especificidad del 99% (Fórmula de Bazett: *cut off* (punto de corte) iQTc = 440 ms, sensibilidad 99%, especificidad 67%; *cut off* iQTc = 500 ms, sensibilidad 94%, especificidad 97%) (6).

Pasos para evaluar iQTc con nomograma QT (6):
1. Obtener un ECG. Se mide el iQT en 6 derivaciones, desde el inicio de la onda Q hasta que la onda T retoma la línea basal.
   * 3 de los miembros: I, II, aVF
   * 3 precordiales: V2, V4 y V6
2. Medir el iQT absoluto.
Recordatorio:
   * Habitualmente, el papel del ECG circula a una velocidad uniforme de 2,5 cm/s.
   * un cuadrado pequeño = 1 mm = 40 ms.
   * 5 cuadrados pequeños = 1 cuadrado grande = 5 mm = 200 ms (4).
   * No se recomienda usar la medición automática que ofrece el electrocardiógrafo.
3. Calcular la mediana: La mediana es el número del medio de las 6 mediciones, ordenadas numéricamente. Si hubiese 2 números en el medio, el promedio de esos 2 números será la mediana.
4. Determinar la frecuencia cardíaca: Es el promedio derivado del intervalo RR en las 12 derivaciones. Es más preciso cuando se determina en un electocardiógrafo automático.
5. Trasladar al nomograma QT (Figura 4): La mediana del iQT se cruza con la frecuencia cardíaca. Si el cruce se da por encima de la línea del nomograma, se trata de un iQT prolongado y hay un riesgo aumentado de TdP. Hay alguna evidencia de que cuanto más se aleja por encima de la línea el cruce iQT/frecuencia cardíaca, mayor es el riesgo de TdP.

Figura 4. Nomograma QT.

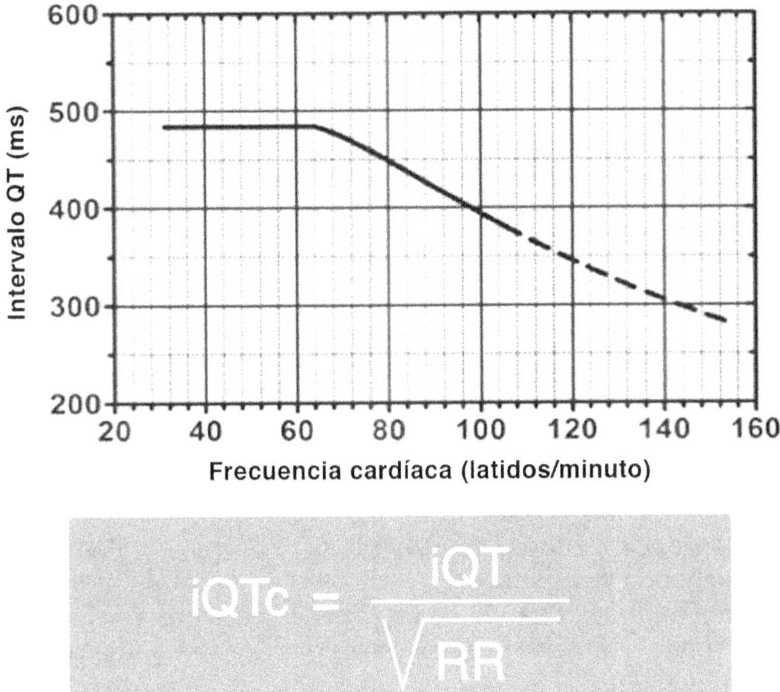

$$iQTc = \frac{iQT}{\sqrt{RR}}$$

Otro método para medir el iQTc mejor adaptado para la práctica clínica habitual por su practicidad, y ampliamente difundido, es el propuesto por Bazett, que correlaciona el iQT hallado con la frecuencia cardíaca de esta manera:

Donde iQTc es el iQT corregido, iQT es iQT medido en el ECG en segundos, y $\sqrt{RR}$ es la raíz cuadrada del RR en segundos. En condiciones normales sus valores fluctúan entre los 350 a 430 ms (4). El iQT y el RR deben medirse en el mismo latido.

5. Manejo del paciente con prolongación del iQT

Existe evidencia que asocia la prolongación del iQT con mayor riesgo de mortalidad cardiovascular y muerte súbita cardíaca en la población general.

Las arritmias se asocian generalmente con iQT mayores a 500 ms, aunque cuando el intervalo aumenta más de 60 ms del basal se considera potencialmente arritmogénico (7).

En el caso de detectar un iQTc mayor a 500 ms, un aumento de más de 60 ms con respecto al basal asociado a arritmias (disnea, mareos, síncope, convulsiones), alteraciones en la onda T, bloqueo AV o ensanchamiento del QRS, el paciente debería ser evaluado en centro sanitario.

En los casos intermedios, como ser prolongación del iQT pero de menor magnitud, sin otras alteraciones en el ECG, en pacientes asintomáticos, se propone interconsulta con el especialista y monitoreo electrocardiológico ambulatorio. En estos casos se deben dar pautas de alarma claras, así como evaluar la capacidad de comprensión de las mismas por parte del paciente y su entorno.

El manejo agudo de la TdP se realiza en la unidad de cuidados intensivos; incluye suspender drogas relacionadas al mismo, corregir alteraciones hidroelectrolíticas, administrar magnesio intravenoso, mantener la frecuencia cardíaca entre 90 y 100 latidos por minuto y desfibrilación si es necesario.

El manejo post-agudo es controvertido. Se propone evitar cualquier droga que pueda prolongar el iQT, corregir alteraciones hidroelectrolíticas, implantar un marcapasos en aquellos pacientes con bradiarritmias crónicas. También se sugiere en estos casos la evaluación y asesoramiento genético.

Aspectos prácticos:

- La prolongación del iQTc secundaria al uso de psicofármacos es poco frecuente pero potencialmente grave.
- Lo principal a tener en cuenta para evaluar la probabilidad de prolongación del iQT es detectar la presencia de factores de riesgo en el paciente.
- Los psicofármacos se clasifican según el riesgo de producción de prolongación del iQT y TdP en categorías: riesgo conocido, riesgo posible y riesgo condicional.
- Como la información sobre el riesgo de cada psicofármaco es actualizada continuamente, se aconseja recurrir periódicamente al *ArizonaCERT* que proporciona una herramienta útil de consulta (www.crediblemeds.org).
- Los antidepresivos que más se asocian a prolongación del iQT son citalopram y escitalopram.
- Dentro de los antipsicóticos, las fenotiazinas (tioridazina) son las de mayor riesgo.

6. Referencias

1. Kannankeril P, Roden DM, Darbar D. Drug-induced long QT syndrome. Pharmacol Rev. 2010; 62(4):760-81.
2. Funk KA, Bostwick JR. A Comparison of the risk of QT prolongation among SSRIs. An Pharmacother. 2013;47(10):1330-41.
3. Roden DM. Drug-induced prolongation of the QT interval. N Engl J Med. 2004;350:1013-22,
4. Lasala FG, Gennaro O. De la Semiología a la Clínica. Buenos Aires; 2001.
5. Feldman AE, Gidal BE. Qtc prolongation by antiepileptic drugs and the risk of torsade de pointes in patients with epilepsy. Epilepsy Behav. 2013;26(3):421-6.
6. Isbister GK. Risk assessment of drug-induced QT prolongation. Aust Prescr. 2015;38:20-4.
7. Barra S, Agarwal S, Begley D, Providência R. Post-acute management of the acquired long QT sybdrome. Postgrad Med J. 2014;90:348-58.
8. Moss AJ. Measurement of the QT interval and the risk associated with Qtc interval prolongation: a review. Am J Cardiol. 1993; 72(6):23B-25B.
9. Berling I, Isbister GK. Prolonged QT risk assessment in antipsychotic overdose using the QT nomogram. Ann Emerg Med. 2015; 66(2): 154-64.
10. Khan IA.Long QT syndrome: diagnosis and management. Am Heart J. 2002;143(1):7-14.
11. Woosley, RL and Romero, KA, www.Crediblemeds.org, QTdrugs List, Accession Date, AZCERT, Inc. 1822 Innovation Park Dr., Oro Valley, AZ 85755.
12. Zeltser D, Justo D, Halkin A, et al. Torsade de pointes due to noncardiac drugs: most patients have easily identifiable risk factors. Medicine (Baltimore). 2003; 82(4):282-90.
13. Dirici MD, Clément N, Is gender a risk factor for adverse drug reactions? The example of drug-induced long QT syndrome. Drug Saf. 2001; 24(8):575-85.
14. Roden DM. Predicting drug-induced QT prolongation and torsades de pointes. J Physiol. 2016;594(9):2459-68.
15. Goldstein DS. The electrocardiogram in stroke: relationship to pathophysyological type and comparison with prior tracings. Stroke. 1979;10(3):253-9.
16. McCorkle MB, Washington NB, Brahm NC, Kissack J. Qtc prolongation associated with psychotropics: therapeutic considerations. Psychiatric Times. 2016. Disponible en http://www.psychiatrictimes.com/cme/qtc-prolongation-associated-psychotropics-therapeutic-considerations.
17. Goodnick PJ, Jerry J, Parra F. Psychotropic drugs and the ECG: focus on the Qtc interval. Expert Opin Pharmacother. 2002; 3(5):479-98.
18. Cooke MJ, Waring WS. Citalopram and cardiac toxicity. Eur J Clin Pharmacol. 2013; 69:755-60.

19. Jasiak NM, Bostwick JR. Risk of the QT/QTc prolongation among newer non-SSRI antidepressants. An Pharmacother. 2014;48(12):1620-8.
20. Bavle A. Venlafaxine induced Qtc interval prolongation in a therapeutic dose. Asian J Psychiatr. 2015;16:63-4.
21. Letsas K, Korantzopoulos P, Pappas L, Evangelou D, Efremidis M, Kardaras F. QT interval prolongation associated with venlafaxine administration. Int J Cardiol. 2006;109(1):116-7.
22. Suzuki Y, Tajiri M, Sugimoto A, Orime N, Hayashi T, Egawa J, Sugai T, Inoue Y, Someya T. Sex differences in the effect of atomoxetine on the QT interval in adult patients with attention-deficit hyperactivity disorder. J Clin Psychopharmacol. 2017;37(1):27-31.
23. Tanidir IC, Tanidir C, Ozturk E, Bahali K, Gunes H, Ergul Y, Uneri OS, Akendiz C, Tuzcu V. Effects of atomoxetine on heart rhythm in children and adolescents. Pediatr Int. 2015;57(6):1078-85.
24. Altinbas K, Guloksuz S, Caglar IM, Caglar FN, Kurt E, Oral ET. Electrocardiography changes in bipolar patients during long-term lithium monotherapy. Gen Hosp Psychiatry. 2014;36(6):694-7.
25. Danielsson B, Collin J, Bergman GJ, Borg N, Salmi P, Fastbom J. Antidepressants and antipsychotics classified with torsades de pointes arrythmia risk and mortality in older adults – a Swedish nationwide study. Br J Clin Pharmacol. 2016;81(4):773-83.
26. Ferentinos P, Dikeos D. Genetic correlates of medical comorbidity associated with schizophrenia and treatment with antipsychotics. Curr Opin Psychiatry. 2012;25(5):381-90.
27. Saha AA, Aftab A, Coverdale J. Qtc prolongation with antipsychotics: is routine ECG monitoring recommended? J Psychiatr Pract. 2014;20(3):196-206.
28. Hennessy S, Bilker WB, Knauss JS, Margolis DJ, Kimmel SE, Reynolds RF, Glasser DB, Morrison MF, Stromb BL. Cardiac arrest and ventricular arrhythmia in patients taking antipsychotic drugs: cohort study, using administrative data. BMJ. 2002;325(7372):1070.
29. Wu CS, Tsai YT, Tsai HJ. Antipsychotic drugs and the risk of ventricular arrhythmia and/or sudden cardiac death: a nation-wide case-crossoves study. J Am Heart Assoc. 2015;4(2).
30. Hasnain M, Vieweg VR. Qtc interval prolongation and torsade de pointes associated with second-generation antipsychotics and antidepressants: a comprehensive review. CNS Drugs. 2014;28(10):887-920.
31. Vieweg WVR, Hasnain M, Hancox JC, Baranchuk A, Digby GC, Kogut C, Breden Crouse EL, Koneru JK, Deshmukh A, Pandurangi AK. Risperidone, Qtc interval prolongation, and torsade de pointes: a systematic review of case reports.Psychopharmacology (Berl). 2013;228(4):515-24.
32. Nielsen J, Wang F, Graff C, Kanters JK. QT dynamics during treatment with sertindole. Ther Adv Psychopharmacol. 2015;5(1):26-31.
33. Disposición 1269/2011. ANMAT.

34. Kotasek F, Tibrewal P, Dhillon R. Qtc prolongation with asenapine. Aust N Z Psychiatry. 2014;48(10):961.
35. Polcwiartek C, Sneider B, Graff C, Taylor D, Meyer J, Kanters JK, Nielsen J. The cardiac safety of aripiprazole treatment in patients at high risk for torsade: a systematic review with a meta-analytic approach. Psychopharmacology (Berl). 2015;232(18):3297-308.
36. Stöllberger C, Huber JO, Finisterer J. Antipsychotic drugs and QT prolongation. Int Clin Psychopharmacol. 2005;20(5):243-51.
37. Howes LG. Cardiovascular effects of drugs used to treat Alzheimer´s disease. Drug Saf. 2014;37(6):391-5.
38. Fisher AA, Davis MW. Prolonger QT interval, sybcope, and delirium with galantamine. Ann Pharmacother. 2008;42(2):278-83.
39. Kit J, Irons R, Al-Obaidi M, Missouris C. a case of donepezil-related torsade de pointes. BMJ Case Rep. 2015.
40. Takaya T, Okamoto M, Yodi K, Hata K, Kijima Y, Nakajima H, Nishikawa Y, Kita T, Ito M, Seo T, Kawashima S. Torsades de pointes with QT prolongation related to donepezil use. J Cardiol. 2009;54(3):507-11.
41. Vigneault P, Bourgault S, Kaddar N, Caillier B, Pilote S, Patoine D, Simard C, Drolet B. Galantamine (Reminyl) delays cardiac ventricular repolarization and prolongs QT interval by blocking the HERG current. Eur J Pharmacol. 2012;681(1-3):68-74.
42. Lamberti M, Italiano D, Guerreiro L, D´Amico G, Siracusano R, Ingrassia M, Germanò E, Calabrò MP, Spina E, Gagliano A. Evaluation of acute cardiovascular effects of immediate-release methylphenidate in children and adolescents with attention-deficit hyperactivity disorder. Neuropsychiatr Dis Treat. 2015;11:1169-74.
43. Martinez-Raga J, Knecht C, Szerman N, Martinez MI. Risk of serious cardiovascular problems with medications for attention-deficit hyperactivity disorder. CNS Drugs. 2013;27(1):15-30.
44. Stiefel G, Besag FM. Cardiovascular affects of methylphenidate, amphetamines and atomoxetine in the treatment of attention-deficit hyperactivity disorder. Drug Saf. 2010;33(10):821-42.
45. Hill SL, El-Khayat RH, Sandilands EA, Thomas SH. Electrocardiographic effects of methylphenidate overdose. Clin Toxicol (Phila). 2010;48(4):342-6.

UTILIDAD DE LA FARMACOGENÉTICA PARA ORIENTAR LA PRESCRIPCIÓN EN PSICOFARMACOLOGÍA

Por Federico Manuel Daray

Objetivos del capítulo:

- Conocer los conceptos básicos de la farmacogenética.
- Identificar las principales aproximaciones metodológicas de la disciplina.
- Conocer las limitaciones de esta disciplina para la predicción de respuesta a psicofármacos.
- Identificar qué son y para qué sirven los paneles farmacogenéticos.
- Reconocer las limitaciones que tienen estas pruebas y los aspectos en los que se necesita más evidencia antes de recomendar el uso de estos test.

1. Introducción

La respuesta a los medicamentos es variable de un individuo a otro y esta variabilidad obedece a diferentes factores como la edad, la raza, el género, las interacciones farmacológicas, la enfermedad y los genes. Este último factor es el objeto de estudio de la farmacogenética, disciplina que estudia cómo las variaciones en los genes influyen en la respuesta a los fármacos (1).

En psiquiatría, la práctica clínica cotidiana nos muestra la amplia variabilidad en la respuesta y toxicidad a los psicofármacos. Esto que observamos diariamente en el consultorio, también se ve reflejado en los grandes estudios diseñados para evaluar la efectividad de los tratamientos farmacológicos en las principales enfermedades psiquiátricas. En este sentido, los resultados del *Sequenced Treatment Alternatives to Relieve Depression* (STAR*D), muestran que sólo el 37% de los pacientes con depresión mayor no psicótica alcanzaron remisión con el empleo de un inhibidor selectivo de la recaptación de serotonina (ISRS, fármacos de primera línea) y un 16% abandonó el tratamiento por intolerancia a la medicación (2). En el *Clinical Antipsychotic Trials of Intervention Effectiveness* (CATIE) que demostró que 74% de los pacientes con esquizofrenia, en tratamiento con antipsicóticos, abandonaron la medicación por la falta de eficacia o intolerancia (3). En esta misma línea, el *Systematic Treatment Enhacement Program for Bipolar Disorder* (STEP-BD), mostró que hasta un 50% de los pacientes bipolares incluidos en esta cohorte sufrió una recurrencia (predominantemente de episodios depresivos) durante los 2 años posteriores a su ingreso al estudio a pesar de haber recibido tratamiento (4). En síntesis, si bien un grupo pequeño de pacientes presenta remisión completa de los síntomas con los psicofármacos disponibles, la gran mayoría tiene una respuesta subóptima y, lo que es peor, muchos de ellos presentan efectos adversos.

Actualmente, al momento de prescribir un psicofármaco para una determinada enfermedad, el psiquiatra se basa en el método de prueba y error (5). Por esto, la importancia de poder encontrar predictores de respuesta a los psicofármacos que orienten esa decisión. En este contexto, la farmacogenética se proyecta como una alternativa para poder orientar la toma de decisión para cada individuo, apuntando a una medicina personalizada, en función de las variantes genéticas, y que eso redunde en una optimización del tratamiento.

2. La genética como fuente de variabilidad en la respuesta farmacológica

El genoma es el conjunto de genes que especifican todos los caracteres que pueden ser expresados en un organismo. El genoma de un individuo se organiza en cromosomas (Figura 1) y estas estructuras contienen los genes o unidades de herencia genética (6).

Figura 1. Estructura y organización del material genético.

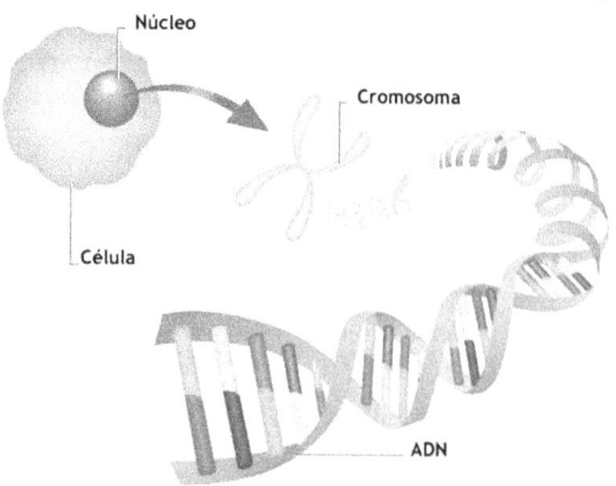

Se llama gen a la secuencia lineal de nucleótidos codificada en la molécula de ADN compuestos por bloques químicos denominados «bases». Estas bases se denominan: adenina (A), citosina (C), guanina (G) y timina (T). El orden que tiene cada una de las bases, en la secuencia de ADN, es clave para determinar el mensaje que será transcripto y luego traducido (6). Si ese orden se altera, tendremos una mutación (las mismas pueden considerarse anormales) y si esta alteración se presenta en más del 1% de los individuos de una población tendremos un polimorfismo (estas variaciones no son consideradas patológicas o anormales por presentarse en un mayor número de individuos).

El 99,99% del genoma es idéntico entre los seres humanos y sólo nos diferencia el 0,01%, este pequeño porcentaje que nos diferencia está representado por más de 2 millones de variantes genéticas. La mayoría de estas variantes corresponde a polimorfismos, denominados polimorfismos de base única (SNP, del inglés *Single Nucleotid Polimorfism*; Figura 2) (7). Estos consisten en el cambio de un único nucleótido por otro en la cadena de ADN. En la mayoría de los casos (80%) estos cambios en la secuencia del genoma no producen cambios observables o medibles en el individuo, pero el 20% restante tiene repercusión en el mensaje que transcriben los genes. Consecuencia de estos cambios puntuales son las variaciones en las características observables de los seres humanos, entre las que se encuentra la variabilidad en la respuesta a los fármacos.

Figura 2. Polimorfismos de base única (SNP).

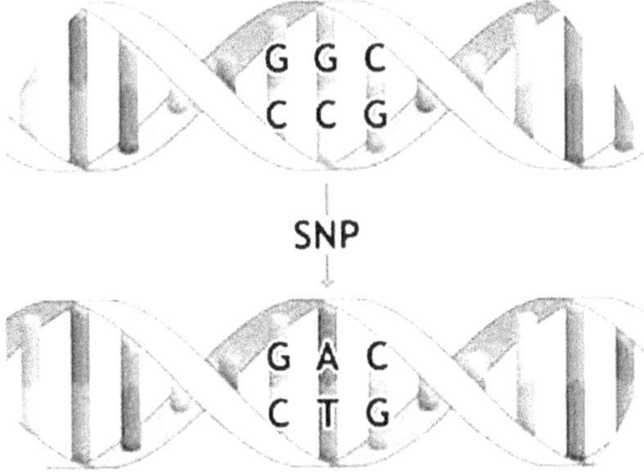

3. Estrategias empleadas para la identificación de los SNPs

Por la importancia que tienen los SNPs en determinar la variabilidad a la respuesta farmacológica, la farmacogenética intenta determinar cuál de estos SNPs puede ser buen predictor de respuesta. Para poder identificarlos, esta disciplina recurre a dos aproximaciones técnicas. Una consiste en buscar la asociación entre un «gen candidato» y una determinada respuesta (eficacia o toxicidad a un fármaco) y la otra consiste en buscar la asociación del genoma completo (millones de SNPs simultáneamente) y una determinada respuesta (eficacia o toxicidad a un fármaco) (8).

La primera aproximación requiere del conocimiento *a priori* de la farmacocinética y/o farmacodinamia del medicamento en cuestión. En función de este conocimiento previo se seleccionan una serie de blancos o *targets* importantes (estos serían los «genes candidatos») y luego se procede a buscar la asociación con una respuesta terapéutica o un efecto adverso. Esta estrategia tiene algunos inconvenientes; el primero, es que en campo de la psiquiatría no existe un gen candidato con alto valor predictivo para determinar la respuesta a un medicamento, muchas veces el efecto de los psicofármacos depende de la acción sobre varios blancos o targets; el segundo, es que muchas veces se desconoce el mecanismo de acción del psicofármaco en cuestión y eso dificulta la identificación de un gen candidato a ser empleado en estudios de farmacogenética (8).

La segunda aproximación en la búsqueda de predictores genéticos de respuesta, son los estudios a nivel del genoma completo (*wide-genome studies*). Estos estudios, se han popularizado en los últimos años, ya que se han reducido los costos de las técnicas para llevarlos a cabo. Estos permiten estudiar simultáneamente un extenso número (millones) de SNPs sobre grandes áreas del genoma (por esto se consideran de genoma completo) y buscar cuál de los miles de SNPs explorados se correlacionan con algún tipo de respuesta. Estos tipos de estudios tienen la ventaja de que no parten de una hipótesis previa que supone un mecanismo de acción o la farmacocinética del medicamento, por lo que son atractivos en el área de psicofarmacología sobre todo para estudiar aquellas drogas cuyo mecanismo de acción no es completamente conocido (como por ejemplo el litio) (8).

En general, los estudios para la identificación de SNPs suelen emplear una u otra estrategia pero ambas son complementarias y podrían aplicarse a la misma cohorte de pacientes. El único inconveniente es que con cohortes pequeñas no se debe emplear los estudios de genoma completo ya que arrojarían muchos falsos positivos, estos estudios necesitan un gran número de pacientes (>1.000).

Dependiendo cuál de las aproximaciones se use, se suelen emplear los términos farmacogenética y farmacogenómica. La farmacogenética hace referencia al empleo de «genes candidatos» mientras que los estudios de farmacogenómica, no se focalizan en un gen, sino en el estudio de la variabilidad a nivel del genoma completo. Es decir, la diferencia entre ambas está dada por la técnica empleada. Igualmente, ambos términos suelen emplearse indistintamente en la literatura para referirse a lo mismo y así serán empleados a lo largo de este capítulo.

3.1 Aproximación con «genes candidatos» involucrados en procesos farmacocinéticos

La gran mayoría de los estudios que buscan genes candidatos involucrados en procesos farmacocinéticos (absorción, distribución, metabolismo y eliminación de fármacos) se han orientado al estudio de proteínas vinculadas al metabolismo. En particular, a buscar una asociación entre los polimorfismos de los genes que codifican para los citocromos P450 (CYP) y la respuesta a la medicación (eficacia terapéutica o toxicidad).

Los CYP son una familia de hemoproteínas, responsables de las reacciones de oxidación de fase I de la metabolización de numerosos medicamentos. Hay cerca de 50 variantes de estas enzimas, que han sido clasificadas en familias y subfamilias. De estas variantes hay algunas que son de gran importancia dentro de la psicofarmacología ya que metabolizan más del 70% de los psicofármacos disponibles, estas son el CYP 2D6, el CYP 3A4, el CYP 2C9, el CYP 2C19 y el CYP 2A1 (9).

Uno de los más interesantes desde el punto de vista de la farmacogenética es el CYP 2D6, ya que tiene la particularidad de ser una enzima que se expresa en forma constitutiva en el hígado. Debido a que esta enzima es constitutiva y no inducible, sus variantes genéticas y los inhibidores ambientales o xenobióticos son los únicos factores que pueden modificar su funcionamiento (10), motivo por el cual este citocromo es un buen candidato para realizar estudios farmacogenéticos.

El gen que codifica para el CYP 2D6 se encuentra en el cromosoma 22 en la región 22q13 y posee nueve exones. Es un gen altamente polimórfico y se han detectado más de 130 variantes alélicas, la base de datos con las variantes de esta enzima se actualiza continuamente (1).

La mayoría de los individuos tienen 2 copias del CYP 2D6. Su genotipo, se define en función de las características de estas dos copias (a cada una de estas copias o variantes se las denomina alelos). Las dos copias, en la mayoría de los casos, suelen corresponder a variantes alélicas activas. También puede ocurrir, con menor frecuencia, que una o las dos copias correspondan a variantes alélicas inactivas (o no funcionales) o que un individuo tenga más de dos copias activas del gen para el CYP 2D6. Todo esto hace que existan una gran cantidad de genotipos posibles.

Los distintos tipos de genotipos del CYP 2D6, pueden dar lugar a una gran variedad de fenotipos (el fenotipo es la expresión medible del genotipo, en este caso sería la capacidad de metabolización enzimática del individuo). Una de las características más interesantes del CYP 2D6 es que existe una buena correlación entre el genotipo y fenotipo (11). Basados en esto, podemos diferenciar cuatro fenotipos dependiendo de la combinación de alelos presentes en un individuo (Figura 4). Estos fenotipos son:

I. Metabolizador pobre (MP) o deficiente

Este fenotipo tiene un metabolismo más lento de lo normal y está representado por aquellos individuos que no hayan heredado ninguna copia activa del gen para el CYP 2D6. Puede ser que tengan dos copias de una enzima con una actividad disminuida o que posean una copia con actividad disminuida y la otra copia corresponda a un alelo no funcional) o incluso que carezcan en absoluto de copias activas del gen (ambas copias no funcionales) (12). Éste es el fenotipo que se asociaría clínicamente con menor metabolización, mayores concentraciones plasmáticas y mayor riesgo de aparición de efectos adversos (Figura 4).

II. Metabolizador intermedio (MI)

Es uno de los fenotipos más amplios y discutidos. Algunos denominan MI a aquellos individuos con una copia inactiva y otra con actividad reducida; mientras que, otros reservan este término para aquellos con una única copia activa del gen. Se considera que esta categoría posee interés únicamente a nivel experimental, ya que fenotípicamente los MI no parece que se distingan de los ME, es decir el funcionamiento enzimático en ambos grupos no tendría un impacto clínico relevante como si lo tienen los MP o los MU. Por esto, los fenotipos MI y los ME suelen agruparse cuando se realiza un genotipado orientado a la clínica (Figura 4).

III. Metabolizador extensivo (ME)

Los individuos que posean de una a dos copias activas del gen, tendrán un metabolismo normal. La mayor parte de la población muestra este genotipo.

IV. Metabolizador ultrarrápido (MU)

Este fenotipo está representado por aquellos individuos que tienen más de dos copias activas del gen. No todos los alelos parecen ser susceptibles de duplicación; se han detectado en los alelos *1, *2, *4, *10 y *35. De ellos, únicamente son activos los alelos *1, *2 y *35, mientras que *10 implica una actividad enzimática reducida y *4 codifica una enzima totalmente inactiva. Un individuo con más de dos copias de un alelo funcional expresará mayor cantidad de enzima, lo cual incrementará el metabolismo de todo fármaco que utilice esa enzima y por lo tanto menores concentraciones plasmáticas. En estos individuos, no se puede obtener un efecto terapéutico con la dosis estándar (Figura 4). En síntesis, los individuos con múltiples copias de genes activos serían MU y no alcanzarían niveles plasmáticos en el rango terapéutico con los esquemas de dosificación habituales, mientras que los individuos con copias no funcionales o inactivas que presentan un fenotipo MP, tendrían niveles plasmáticos elevados de los antidepresivos que son sustratos de estas enzimas y aumentando el riesgo de que desarrollen efectos adversos (11).

Esta asociación entre el genotipo, el fenotipo y el resultado clínico (toxicidad o respuesta terapéutica) que se ha observado para numerosos medicamentos, presenta varias limitaciones en psicofarmacología. Para ejemplificarlo analizaremos el caso de la fluoxetina. Este antidepresivo se metaboliza a norfluoxetina a través del CYP 2D6, pero además la molécula, se comporta como un potente inhibidor de la enzima que la metaboliza. Estudios farmacocinéticos con fluoxetina, han demostrado que tras la administración en dosis única de fluoxetina 20 mg/día, el área bajo la curva (ABC) de fluoxetina es aproximadamente 4 veces mayor y la de su metabolito 0,5 veces menor, en individuos MP en comparación con ME; pero que con la administración continua de 20 mg/día durante 23 días, se obtiene la misma concentración de metabolitos en MP que en ME (13). En consecuencia, poder conocer el genotipo y el fenotipo del CYP 2D6 de un individuo que fuera a recibir fluoxetina, puede ser útil para predecir las concentraciones plasmáticas a corto plazo, durante las primeras semanas del tratamiento. Pasadas las primeras semanas de tratamiento, esta predicción podría no ser muy útil. Algo similar ocurre con la paroxetina que es metabolizada por el CYP 2D6 y, a su vez, es un potente inhibidor de este citocromo (13).

Además, para los antidepresivos existe otra limitación. Si bien empleando la farmacogenética para determinar los alelos correspondientes a los CYP, se podría identificar el fenotipo del individuo y predecir cuál sería el rango de concentraciones plasmáticas de los antidepresivos; las mismas no se asocian necesariamente a la respuesta terapéutica, excepto para el caso de la venlafaxina para la cual la evidencia es más sólida (14). Existiría una mejor correlación entre las concentraciones plasmáticas y la toxicidad de los antidepresivos. Por todo esto, actualmente la utilidad del empleo de los test genéticos para identificar los genotipos de los CYP tiene mayor impacto para la predicción de efectos adversos relacionados con las concentraciones plasmáticas que para la predicción de respuesta terapéutica

Figura 4. Correlación entre los fenotipos de metabolizador del CYP 2D6, las concentraciones plasmáticas y las posibles consecuencias terapéuticas (Modificado de: Steimer W, *Pharmacogenetics and psychoactive drug therapy: ready for the patient? Ther Drug Monit* 2010; 32 (4): p. 381-6).

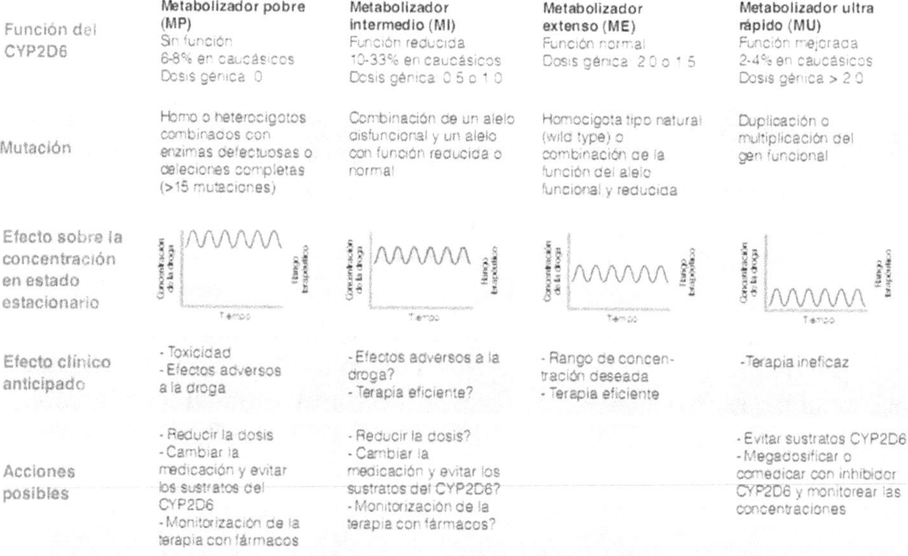

3.2 Aproximación con «genes candidatos» involucrados en la farmacodinamia

La búsqueda de predictores farmacodinámicos de buena respuesta a los psicofármacos también ha sido extensa pero no tan exitosa.

Para algunos psicofármacos la identificación de genes candidatos ha resultado más sencilla (ej., ISRS) ya que se conoce, al menos en parte, su mecanismo de acción. Para otros psicofármacos como el litio, para los que no se conoce con exactitud el mecanismo de acción, esta aproximación técnica no es muy útil.

Se han reportado numerosos SNPs correspondientes a *targets* farmacodinámicos y su asociación con respuesta y toxicidad (15). Ejemplos de esto son los estudios con el gen que codifica para el recaptador de serotonina (SLC6A4) también llamado 5HTT o SERT y la respuesta/toxicidad a los ISRS en pacientes con Trastorno Depresivo Mayor (TDM); el gen que codifica para el factor neurotrófico derivado del cerebro (BDNF, del inglés *Brain-derived neurotrophic factor*) y la respuesta al tratamiento con antidepresivos en pacientes con TDM; el gen del HLA-DQB1 y la aparición de agranulocitosis inducida por clozapina o el gen que codifica para el HLA-B*1502 y la aparición del Síndrome Stevens-Johnson (SSJ) por carbamacepina (1, 11, 15-18).

Se mencionarán algunos ejemplos para exponer las dificultades que presenta esta área de investigación. La primera dificultad tiene que ver con la definición del fenotipo. Para ilustrar este problema abordaremos como primer ejemplo el de los estudios de farmacogenética para el gen que codifica para el receptor de serotonina 5-HT$_{2C}$ y su asociación con el aumento de peso inducido por antipsicóticos de segunda generación (19), y luego los estudios en los que se emplea el gen que codifica para el transportador de serotonina (SLC6A4) en búsqueda de su asociación con la manía inducida por antidepresivos (16).

Los antipsicóticos son fármacos centrales para el tratamiento de los pacientes con esquizofrenia y otros trastornos psicóticos relacionados. El uso de antipsicóticos de segunda generación (ASG) se ha generalizado en los últimos años. Su empleo en tratamientos prolongados mostró que los mismos inducían aumento de peso y otros trastornos metabólicos. Este aumento comienza a observarse en los primeros meses de tratamiento y, en muchos casos, continúa hasta después de un año de instaurado el mismo. Tanto la incidencia como la magnitud del aumento de peso no son iguales para todos los fármacos del grupo siendo mayores para la clozapina y la olanzapina (20). Si bien el mecanismo por el cuál estas drogas generan aumento de peso no ha sido completamente dilucidado, actualmente se piensa que el aumento en la ingesta de alimentos sería la causa del aumento de peso. El aumento en la ingesta estaría dado por la interacción de los ASG con diferentes receptores en el SNC que regulan el apetito entre ellos los receptores para dopamina, histamina y serotonina. De estos, el receptor para serotonina 5-HT$_{2C}$ ha sido involucrado en el aumento de peso por diferentes motivos, uno de estos, es que los dos ASG que generan mayor aumento de peso tienen una alta afinidad por el receptor 5-HT$_{2C}$. Por otro lado, datos obtenidos en ratones *«knocked out»* para este receptor, muestran que los mismos presentan hiperfagia, obesidad e hiperinsulinemia (21).

El gen que codifica para el receptor 5-HT$_{2C}$ se encuentra en el cromosoma X, su localización exacta de este gen es Xq24 (1) y presenta variantes polimórficas en su región promotora que están relacionadas con la obesidad y la diabetes (22). Una de estas variantes polimórficas es el 759C/T, un SNPs que ha sido evaluado en numerosos estudios de asociación entre el tratamiento con ASG y el aumento de peso, mostrando ser uno de los marcadores más consistentes de aumento de peso en pacientes tratados con ASG. Numerosos estudios han detectado que los individuos con el alelo T en la posición 759, tienen menor aumento de peso durante el tratamiento con ASG en comparación con los que tienen el alelo C (23-28). Un meta-análisis sobre el tema, ha mostrado que los individuos que carecen del alelo T, tienen casi 3 veces más probabilidades de aumentar de peso en relación con los individuos que tienen el alelo T (29). Por todo esto, este polimorfismo se ha vuelto un marcador con un amplio potencial para predecir el aumento de peso por ASG. Aún resta evaluar el impacto de su empleo en la práctica cotidiana.

Lo más frecuente al analizar la literatura sobre farmacogenética en psiquiatría, es observar que por cada estudio de asociación positivo hay otro negativo, lo que no permite efectuar conclusiones definitivas. No es común observar una asociación tan consistente como la detectada para las variantes del 5-HT$_{2C}$ y el aumento de peso en pacientes con esquizofrenia. Uno de los motivos, que explican la consistencia en estos estudios, es que el fenotipo en este caso «aumento de peso» es un fenotipo bien estandarizado. En los estudios de aumento de peso a corto plazo, suele definirse el fenotipo «aumento de peso» a un incremento mayor o igual al 7% del peso basal (antes de comenzar el tratamiento) durante 6 semanas de tratamiento con el ASG. Este fenotipo es metodológicamente fácil de medir, sólo se necesita una balanza bien calibrada.

Aquellos fenotipos que son metodológicamente más objetivos en su definición, son aquellos en los que más avance ha tenido la farmacogenética aplicada a la psicofarmacología. Un ejemplo de esto es el de la clozapina y la asociación a uno de sus efectos adversos más graves, la agranulocitosis, con el HLA-DQB1. Se ha encontrado que la asociación de este gen con el efecto adverso presenta un Odds Ratio (OR) de 16 (30). Lo que marca una fuerte asociación entre ambos. Esto también obedece a que el fenotipo «agranulocitosis» está estandarizado en función del recuento de neutrófilos en el hemograma. La validez y confiablidad de las técnicas para identificar este fenotipo han permitido encontrar asociaciones consistentes a lo largo de diferentes trabajos de investigación. Otro ejemplo es la asociación del antígeno leucocitario humano (*human leukocyte antigen*, HLA*15:02) y la aparición de SSJ (una reacción dermatológica severa y potencialmente letal) asociada al uso de carbamacepina en la población de pacientes asiáticos (31). La identificación fenotípica de este efecto adverso es objetiva en función de las lesiones dermatológicas, lo que ha permitido obtener buenos resultados en los estudios de asociación y la magnitud de la misma, llevó a que la *Food and Drug Administration* (FDA) incluyera una advertencia en el prospecto del medicamento recomendando el monitoreo farmacogenético del HLA*15:02 en pacientes asiáticos previo a su tratamiento con carbamacepina. Esto podría no ser relevante en nuestro país, donde la población asiática no es tan numerosa, pero así como se ha observado esta asociación con un grupo étnico en particular, otros efectos adversos pueden ser descriptos en poblaciones similares a la de Argentina.

Un caso opuesto a los que se describieron es el de la manía inducida por antidepresivos (MIA), efecto adverso que se da con mayor frecuencia en pacientes depresivos (en la mayoría de los casos bipolares) tratados con antidepresivos (en la mayoría de los casos ISRS). Por este motivo, diferentes eslabones de la neurotransmisión serotonérgica han sido empleados como genes candidatos en estudios de asociación. Uno de los más estudiados ha sido el gen que codifica para el recaptador de serotonina (SLC6A4) también llamado 5HTT o SERT. Este gen se ubica en el cromosoma 17 en la región 17q11.1-q12 y da origen a una proteína de membrana que se comporta como un recaptador activo de alta afinidad que, mediante la recaptación de la serotonina, modula su acción farmacológica. El polimorfismo más frecuente del SCL6A4 es una variante localizada en su región promotora (5HTTLPR, del inglés *serotonin transporter gene promoter polymorphism*), y consiste en una inserción/deleción de 44 pares de bases que ha sido estudiada desde el punto de vista farmacogenético. Este polimorfismo no afecta a la estructura proteica del recaptador, lo que modifica es la transcripción del gen. Estas variantes polimórficas han sido clasificadas en dos categorías denominadas corta y larga. El alelo que lleva la deleción es denominado alelo «S» (*short* en inglés) y es una variante con una reducida eficacia transcripcional, lo que determina una menor expresión de la proteína del recaptador. El alelo que lleva la inserción es denominado alelo «L» (*long* en inglés) y es una variante con una elevada eficacia transcripcional, lo que determina una mayor expresión de la proteína del recaptador (32).

En una revisión sistemática de la literatura realizada por nuestro grupo, se analizaron 8 estudios de asociación y se encontraron 6 diferentes definiciones de MIA, que se diferenciaban en el tiempo hasta el desarrollo del evento y el umbral diagnóstico para la definición del evento (16). Esta variabilidad introduce una heterogeneidad muy grande en los resultados. Se encontró una asociación entre la MIA y el alelo *S* del polimorfismo del 5-HTTLPR modesta en términos de magnitud de efecto [Riesgo Relativo (RR) = 1,35, 95%, IC: 1,04 - 1,76, p=0,02]. Una de las causas de esto, es la variabilidad en la definición del fenotipo (16).

3.3 Aproximación con estudios de genoma completo (Wide-genome studies)

Como se mencionó anteriormente, los avances técnicos en el campo de la genética permiten estudiar un extenso número de SNP sobre grandes áreas del genoma (*wide-genome studies*). Este tipo de estudios son importantes en psiquiatría para estudiar aquellas drogas cuyo mecanismo de acción no es del todo conocido (ej., litio), siendo difícil encontrar un gen candidato a rastrear en estudios de asociación. En relación al litio, se publicaron los resultados de un estudio con 458 pacientes de la cohorte de pacientes bipolares del STEP-BD que fueron tratados con dicho fármaco (33). El fenotipo a buscar fue el tiempo hasta la recurrencia de un episodio afectivo y el mismo fue correlacionado con el genotipo de los pacientes bipolares. Tres genes mostraron una asociación con el fenotipo mencionado y se plantean como candidatos importantes para futuros estudios. Estos fueron los genes para el *Syndecan-2* (SDC-2), el *human homologue of Drosophila odd Oz (odz)-4* (ODZ4) y el gen que codifica para el receptor *glutamate/alpha-amino-3-hydroxy-5-methyl-4-isoxazolpropionate AMPA* (GRIA2) (33). El SDC-2 codifica para un proteoglicano de la superficie celular que desempeña un papel central en la formación de las dendritas en el hipocampo, el ODZ4 está implicado en la morfogénesis cerebral y el GRIA2 es el que codifica para una subunidad del receptor ionotrópico para glutamato, cuya expresión estaría regulada por el litio (33). En futuros estudios, veremos cuál es la relevancia clínica de estos hallazgos.

4. Integración de la farmacogenética a la práctica cotidiana

En los últimos 15 años, la cantidad de información sobre la farmacogenética aplicada a la psicofarmacología ha crecido exponencialmente y estos avances, gradualmente, se van integrando a la práctica cotidiana (34).

Hasta el momento una de las maneras de integrar estas herramientas de farmacogenética a la práctica clínica cotidiana fue el empleo de Test Farmacogenéticos, el primero de estos fue el AmpliChip CYP 450, comercializado por *Roche Molecular Systems*, que permite detectar 20 alelos del CYP 2D6, 7 duplicaciones del CYP 2D6 y 3 alelos del CYP 2C19. El test incluye un *software* que permite predecir, en función de los alelos que el individuo presenta, qué tipo de fenotipo metabolizador posee: MP, MI, ME o MU (35). La indicación de uso de este *chip* es muy general, no se refiere al uso para prescribir una droga en particular. De hecho, la FDA lo aprobó para su comercialización sin una indicación determinada. En psicofarmacología, este tipo de plataformas no ha progresado y la falta de interpretación clínica de los resultados limita su empleo.

En los últimos años, se ha propuesto implementar las herramientas de farmacogenética a la práctica clínica a través de los Paneles Farmacogenéticos. Estos paneles se construyen con una serie de polimorfismos genéticos que intervienen en la farmacocinética o en la farmacodinamia de los psicofármacos comercialmente disponibles, en particular su uso se ha extendido para los antidepresivos y antipsicóticos. El número y tipo de genes presentes en cada panel depende de las diferentes empresas que los comercializan. Actualmente, existen 22 compañías comerciales que ofrecen estas herramientas de farmacogenética en más de 20 países (36) incluyendo la Argentina. En líneas generales, todas estas compañías ofrecen la detección de una serie de polimorfismos de base única (SNPs), prácticamente todas ofrecen la detección de los polimorfismos de los genes que codifican para los citocromos más importantes y además ofrecen polimorfismos farmacodinámicos.

La forma en que se incorporan estos paneles a la práctica es para guiar la decisión del psiquiatra al momento de decidir qué psicofármaco prescribir. En el escenario ideal el psiquiatra, en una primera entrevista y antes de prescribir un medicamento, indica o realiza el proceso de obtención de la muestra. Para esto se emplean métodos no invasivos, se obtiene una muestra de saliva del paciente a través de un hisopado de la parte interna del carrillo, se colocan los hisopos en un tubo y se los envía a la empresa encargada de realizar los test. La empresa debería enviar tanto al psiquiatra como al paciente el informe con los resultados en un breve lapso (idealmente menor a 7 días), para que los mismos puedan ayudar a que, en la siguiente entrevista, el psiquiatra tome la decisión de emplear un fármaco en función de los polimorfismos del paciente en particular.

De acuerdo al tipo de compañía y panel farmacogenético que se emplee, los resultados se informan de dos maneras alternativas, ya sea basada en los genes o basada en los fármacos. Los paneles basados en los genes, informan sobre los diferentes alelos que el paciente tiene para cada uno de los SNPs investigados y el fenotipo que presenta. Para que esta información sea útil, el médico debe conocer o recibir información sobre cómo estas variantes afectan el metabolismo o la acción de los diferentes psicofármacos. La otra manera es a través de paneles de fármacos que directamente recomienda los fármacos más apropiados para un determinado paciente, haciéndolo a través de una serie de paneles que usan recomendaciones para indicar distinta alternativas: si el fármaco puede ser utilizado en las dosis estándar indicadas por el fabricante, si el fármaco debe ser empleado con precaución (aquí algunos test indican cual es la precaución a tomar, por ejemplo reducir en 50% la dosis) o si el fármaco no está recomendado (Figuras 5 y 6). El problema de este último ejemplo de paneles, es que la recomendación para elegir el fármaco deriva de un complejo análisis matemático que combina *targets* farmacocinéticos y farmacodinámicos, y la información sobre el modelo matemático empleado para esta decisión no es pública. Por ejemplo, si uno quisiera predecir buena respuesta a un antidepresivo que se metaboliza ampliamente por el CYP 2D6, debería combinar la información sobre *targets* farmacocinéticos como el tipo de fenotipo metabolizador, en combinación con *targets* farmacodinámicos como los polimorfismos para recaptador de serotonina (SLC6A4) y el receptor para serotonina $5HT_{2A}$. En todos estos SNPs el paciente puede tener diferentes polimorfismos que inclinen en la recomendación en un sentido o en el otro, pero la manera en que se combinan es desconocida.

En resumen, cada panel busca determinados polimorfismos, esta información es pública y los profesionales que indican alguna de estas pruebas la tienen disponible. El resultado que se le informa al psiquiatra sobre qué fármaco es recomendable o no usar para un paciente en particular surge de una combinación de las variantes genéticas en base a un algoritmo desarrollado por cada una de estas empresas y, por esto, es distinto para cada uno de los paneles ofrecidos. Por lo tanto, antes de indicarlos se debe hacer una revisión de las propiedades y de la evidencia disponible para cada uno de los paneles farmacogenéticos, ya que no todos ellos son iguales (aunque busquen los mismos genes la manera en que combinan la información genética para hacer la recomendación es distinta).

Figura 5. Ejemplo de la información sobre los tipos de alelos que el paciente posee para cada uno de los genes explorados luego de realizado el test genético. Tomado de Hall-Flavin y col. «*Utility of integrated pharmacogenomic testing to support the treatment of major depressive disorder in a psychiatric outpatient setting*». Pharmacogenetics and genomics 2013; 23: 535-548.

Gen	Genotipo	Fenotipo que se predice
CYP2D6	*4/*4	Metabolizador pobre
CYP2C19	*1/*1	Metabolizador extensivo
CYP1A2	-163C>A – C/A	Metabolizador extensivo
SLC6A4	L/L	Actividad elevada
HTR2A	C/C	Actividad reducida

Figura 6. Ejemplo de paneles farmacogenéticos con la recomendación sobre la elección del tratamiento más adecuado en función de los polimorfismos del paciente. Tomado de Hall-Flavin y col. «*Utility of integrated pharmacogenomic testing to support the treatment of major depressive disorder in a psychiatric outpatient setting*». Pharmacogenetics and genomics 2013; 23: 535-548.

Utilizar según las indicaciones	Usar con precaución	Usar con precaución y aumentando los controles
Desvenlafaxina	Citalopram	Amitriptilina
Selegilina	Escitalopram	Bupropion
	Sertralina	Clorimipramina
	Trazodona	Desipramina
		Duloxetina
		Fluoxetina
		Fluvoxamina
		Imipramina
		Mirtazapina
		Nortriptilina
		Paroxetina
		Venlafaxina

5. ¿Qué evidencia científica tienen los estudios de farmacogenética?

Uno de los grandes debates en el campo de la farmacogenética gira en torno a cuál es el umbral de evidencia que se requiere para recomendar la implementación de esta tecnología.

Para algunos escenarios, sobre todo los que tienen que ver con los efectos adversos, la respuesta parece ser más clara y hay un gran interés por su aplicación, como el empleo para la prevención de efectos adversos graves que ponen en riesgo la vida del paciente. Ejemplos de esto son la predicción de efectos adversos dermatológicos graves (en particular el SSJ) en pacientes tratados con anticonvulsivantes, los trastornos hematológicos (agranulocitosis) en pacientes tratados con clozapina y la prolongación del intervalo QT con riesgo de arritmias en pacientes tratados con antipsicóticos (18, 29, 34, 37). Para estos casos, la magnitud de la asociación es elevada y la capacidad de predecir el evento alta. Por ejemplo, la asociación del antígeno leucocitario humano (*human leukocyte antigen*, HLA*15:02) y la aparición de SSJ asociada al uso de carbamacepina en la población de pacientes asiáticos (31). En forma análoga al concepto de Número Necesario a Tratar (NNT), se ha desarrollado el concepto de Número Necesario a Genotipificar (NNG), que equivaldría a cuántos pacientes necesitamos genotipificar para predecir un evento (18). Para el caso de la carbamacepina y el HLA-B*1502, considerando que la incidencia de SJS-NET (necrólisis epidérmica tóxica) en la población asiática es de 0,25% y la sensibilidad de la prueba diagnóstica 98,3% el NNG es de (100/(0,25 x 0,98) = 407 pacientes. Es decir que se necesitarían genotipificar 407 individuos para prevenir 1 caso de SJS-NET (18). Otra parte de la decisión depende de los estudios de costo efectividad y la decisión del cuál es el costo de la herramienta de detección y cuál es el umbral a pagar, esto lleva a que un NNG de 407 pueda ser costo efectivo en un determinado país y no en otro.

Otro ejemplo interesante es el de la clozapina y la asociación a uno de sus efectos adversos más graves, la agranulocitosis, con el HLA-DQB1. Se ha encontrado que la asociación de este gen con el efecto adverso presenta un Odds Ratio (OR) de 16 (30). Lo que marca una fuerte asociación entre ambos. El problema es que por la baja sensibilidad que tiene la prueba no puede reemplazar al hemograma. En este caso, usando datos de EE. UU. se estima que la incidencia acumulada de agranulocitosis es cercana al 1,3%, la sensibilidad de la prueba diagnóstica 21,5% y en función de esto se puede calcular un NNG

(100/(0,13 x 0,215) de 358 pacientes. Entonces, sería necesario genotipificar 358 individuos para prevenir 1 caso de agranulocitosis. Por lo que si bien el valor de NNG es similar al de la carbamacepina, el hecho de que este análisis no pueda reemplazar el hemograma, hace que los pacientes deban realizar ambos test diagnósticos, y uno no pueda ser reemplazado por el otro. Lo que lleva a un aumento en los costos y desde una perspectiva costo-efectiva, no sea tan beneficiosa su aplicación (18).

También cabe mencionar el ejemplo de la pimozida. Este antipsicótico se asocia con la prolongación del intervalo QT y esto puede, eventualmente, desencadenar arritmias mortales. La vía principal de metabolización de la pimozida, es el CYP 2D6, por eso, en los pacientes que son MP, las concentraciones plasmáticas son más altas y aumenta el riesgo de este efecto adverso (34). En los últimos años, la FDA recomendó genotipificar el CYP 2D6, en pacientes que van a recibir tratamiento como pimozida. En el futuro, esto podría extenderse a otros psicofármacos que se metabolicen por esta vía y generen prolongación del intervalo QT.

Para todos estos escenarios en los que un evento tiene una fuerte asociación con un único SNPs, las pruebas genéticas tienen buena utilidad clínica, luego se deberá determinar la relación costo-beneficio para ver cuánto está dispuesta la sociedad pagar para obtener el beneficio aportado por esta tecnología.

El problema de la farmacogenética en psiquiatría es que, a diferencia de los ejemplos mencionados, para la mayoría de los eventos que se quieren predecir (en especial respuesta o remisión de un trastorno psiquiátrico con un tratamiento farmacológico) no existe un gen candidato con alto valor predictivo. Por este motivo, se deben combinar varios genes para poder predecir una respuesta y esto, como se describió anteriormente, se logra recurriendo a los paneles farmacogenéticos como plataforma. Lo que actualmente se debate es que nivel de evidencia es necesario para la recomendación del uso de estos paneles de farmacogenética. En este sentido hay que tener en cuenta que en el mercado se encuentran más de 22 paneles distintos (solamente 1 se comercializa actualmente en Argentina) y cada uno de ellos posee diferentes propiedades diagnósticas.

En relación a la evidencia disponible para cada uno de estos paneles, cabe destacar que en los últimos 5 años se han comenzado a publicar reportes sobre la utilidad de integrar estos paneles a la práctica cotidiana para guiar las decisiones al momento de indicar el tratamiento farmacológico. En relación con la información disponible, hay que remarcar que hay algunos paneles que tiene mayor evidencia que otros, por lo que el análisis debe ser individualizado por el tipo de panel farmacogenético. Muchos de estos paneles dicen tener 100% de sensibilidad y 100% de especificidad, pero esto se refiere a la capacidad del test de detectar los polimorfismos que dice detectar, pero esto no informa de las propiedades que tiene el panel genético para predecir un evento (respuesta clínica o toxicidad) es decir no informa de su validez clínica.

Hay algunas excepciones de paneles que si han sido probados en escenarios clínicos para medir su validez clínica. El que cuenta con mayor evidencia es el panel *GeneSight* que ha sido analizado en 6 estudios: 2 estudios abiertos no randomizados (38, 39), 1 ensayo clínico randomizado y doble ciego (40), 1 estudio de costo-efectividad (41) y 2 estudio de costo-beneficio (42, 43). Los primeros estudios abiertos de cohorte con 44 y 165 pacientes con TDM, mostraron que el grupo de pacientes para los que la decisión fue guiada por este panel farmacogenético tuvieron una mayor reducción de los síntomas depresivos en comparación al grupo no guiado (38, 39). En el ensayo clínico randomizado y doble ciego, 52 pacientes con diagnóstico de TDM fueron asignados a un grupo de tratamiento control y otro de tratamiento guiado por el uso del panel farmacogenético durante 10 semanas, siendo la principal variable de medición la reducción en el puntaje de la escala de Hamilton de 17 ítems. Los resultados del estudio mostraron que los pacientes cuyo tratamiento había sido guiado por el panel farmacogenético presentaron dos veces (OR=2,14; 95% IC: 0,59 - 7,69) más probabilidades de alcanzar una respuesta y casi 3 veces (OR=2,75; 95% IC: 0,48 - 15,80) más probabilidades de alcanzar remisión en comparación con los que recibieron el tratamiento no guiado por el panel. Si bien el resultado es alentador, cabe aclarar que los grandes intervalos de confianza obedecen al bajo poder de la muestra, lo impide obtener conclusiones definitivas. Los estudios de costo-efectividad mostraron que la incorporación del panel *GeneSight* reduce los costos directos e indirectos y que es costo-efectivo para pacientes con TDM (41). Además, los estudios de costo-beneficio, mostraron que la implementación de este panel, reduce los costos de farmacia y mejora la adherencia al tratamiento farmacológico (43).

Otro de los paneles que cuenta con estudios publicados es el panel *Gencept,* aunque para este caso la evidencia es menor. Este panel fue evaluado en un estudio naturalistico, empleando una cohorte abierta de 685 sujetos con trastornos de ansiedad o afectivos. El estudio mostró una reducción de los síntomas depresivos y de ansiedad así como una reducción en los efectos adversos y una mejor calidad de vida. El problema es que el estudio no incluyó como comparador una rama de tratamiento sin guía, lo que no permite obtener conclusiones sobre su eficacia (44).

El panel *CNSDose* fue examinado en un ensayo clínico randomizado, doble ciego de 12 semanas de duración que incluyó 148 adultos con depresión mayor. Los que recibieron el tratamiento guiado por el panel tuvieron 2.52 veces más probabilidades (95% IC=1,71 - 3,73, z=4,66, p<0,0001) de remisión de los síntomas depresivos que aquellos que no recibieron el panel para guiar la prescripción (45)

Para el resto de los paneles comercialmente disponibles, no existe hasta la fecha estudios prospectivos que brinden evidencia sobre su validez clínica.

En líneas generales, la evidencia es todavía escasa, pero ha crecido mucho en los últimos 5 años y se espera que siga creciendo en los próximos. Esta tecnología llegó para quedarse y los paneles se irán incorporando a nuestra práctica cotidiana.

6. Otras dificultades más allá de la evidencia para la implementación de estas pruebas diagnósticas en Argentina.

Otro de los puntos que puede dificultar la aplicación de esta tecnología es la velocidad con la que se realicen los estudios y se brinden las respuestas a los profesionales. En el futuro, lo ideal sería que el perfil genético se solicite solo una vez a lo largo de la vida del paciente y el mismo sea almacenado en un soporte informático junto con otros datos clínicos de relevancia. De esta manera, los diferentes profesionales podrán acceder al perfil genético de forma rápida al momento de tomar decisiones.

Por último, se deben contemplar los costos en función de la utilidad que brindará esta tecnología. La misma está comenzando a estar disponible en Argentina, por esto, sería necesario contar con estudios de costo-beneficio a nivel local antes de recomendar la implementación de estos estudios. Los estudios de costo-beneficio que se han publicado hasta la fecha son de países centrales en los que el umbral a pagar por la incorporación de una tecnología suele ser más alto que en países como la Argentina.

7. Conclusiones

La promesa de una medicina personalizada para pacientes psiquiátricos está avanzando gradualmente. Existen datos que avalan el empleo de determinados SNPs para la predicción de efectos adversos graves. El uso de paneles farmacogenéticos para orientar la prescripción en función de su capacidad de predecir respuesta terapéutica o toxicidad es más controversial y la evidencia aún no es concluyente. La incorporación de los paneles a la práctica cotidiana dependerá en gran parte de la evidencia que se publique en los próximos años acerca de su validez clínica en escenarios reales. Pero no solo esto es importante ya que su incorporación también dependerá de la costo-efectividad, la facilidad operativa para el uso de estas técnicas en el día a día al momento de tomar decisiones, las políticas de cobertura del sistema de salud (público - privado), la aprobación por parte de las agencias regulatorias y de la aceptación tanto de los médicos como de los pacientes. En relación con este último punto, la selección de los escenarios con mayor impacto potencial es un aspecto crucial para la aceptación progresiva de las mismas.

Se espera que para la próxima década, exista una mayor aplicabilidad de los conocimientos generados como consecuencia del desarrollo tecnológico sin dejar de lado la complejidad de las enfermedades mentales y teniendo en cuenta que la farmacogenética es sólo una más de las herramientas que pueden emplearse para mejorar los resultados de los tratamientos de los pacientes.

Aspectos prácticos:

- La farmacogenética es una disciplina que combina herramientas de la genética para predecir la respuesta a los medicamentos. En el campo de la psicofarmacología ha mostrado buenos resultados para la predicción de eventos adversos graves y cuyo fenotipo está claramente definido.
- La predicción de respuesta terapéutica es más compleja, ya que no hay un único gen con alto valor predictivo para determinarla.
- Para poder predecir respuesta terapéutica se debe recurrir a la combinación de diferentes genes y polimorfismos, en lo constituyen los paneles farmacogenéticos.
- Existen 22 paneles farmacogenéticos comercialmente disponibles, uno de estos en la Argentina.

> - Cada panel busca determinados polimorfismos y la combinación de la información de los mismos para brindar una recomendación terapéutica. Por esto, cada panel debe contar con evidencia que valide sus propiedades como test diagnóstico.
> - En los últimos 5 años, se ha incrementado la información disponible sobre la validez clínica de alguno de estos paneles, pero es necesario evidencia de mayor peso para determinar su utilidad clínica.

8. Referencias

1. Mrazek D. Psychiatric pharmacogenomics. New York: Oxford University Press; 2010. x, 265 p. p.
2. Rush AJ, Trivedi MH, Wisniewski SR, Nierenberg AA, Stewart JW, Warden D, et al. Acute and longer-term outcomes in depressed outpatients requiring one or several treatment steps: a STAR*D report. Am J Psychiatry. 2006;163(11):1905-17.
3. Lieberman JA, Stroup TS, McEvoy JP, Swartz MS, Rosenheck RA, Perkins DO, et al. Effectiveness of antipsychotic drugs in patients with chronic schizophrenia. N Engl J Med. 2005;353(12):1209-23.
4. Perlis RH, Ostacher MJ, Patel JK, Marangell LB, Zhang H, Wisniewski SR, et al. Predictors of recurrence in bipolar disorder: primary outcomes from the Systematic Treatment Enhancement Program for Bipolar Disorder (STEP-BD). Am J Psychiatry. 2006;163(2):217-24.
5. Evans BJ. Finding a liability-free space in which personalized medicine can bloom. Clin Pharmacol Ther. 2007;82(4):461-5.
6. Alberts B, Wilson JH, Hunt T. Molecular biology of the cell. 5th ed. New York: Garland Science; 2008. xxxiii, 1601, 90 p. p.
7. Lewin B. Genes IX. 9th ed. Sudbury, Mass.: Jones and Bartlett Publishers; 2008. xvii, 892 p. p.
8. Laje G. Pharmacogenetics of mood disorders: what clinicians need to know. CNS spectrums. 2013;18(5):272-84.
9. Durham D. Utilizing pharmacogenetics in psychiatry: the time has come. Molecular diagnosis & therapy. 2014;18(2):117-9.
10. Zandi PP, Judy JT. The promise and reality of pharmacogenetics in psychiatry. The Psychiatric clinics of North America. 2010;33(1):181-224.
11. Steimer W. Pharmacogenetics and psychoactive drug therapy: ready for the patient? Therapeutic drug monitoring. 2010;32(4):381-6.
12. Griese EU, Zanger UM, Brudermanns U, Gaedigk A, Mikus G, Morike K, et al. Assessment of the predictive power of genotypes for the in-vivo catalytic function of CYP2D6 in a German population. Pharmacogenetics. 1998;8(1):15-26.

13. Gardiner SJ, Begg EJ. Pharmacogenetics, drug-metabolizing enzymes, and clinical practice. Pharmacological reviews. 2006;58(3):521-90.
14. Lobello KW, Preskorn SH, Guico-Pabia CJ, Jiang Q, Paul J, Nichols AI, et al. Cytochrome P450 2D6 phenotype predicts antidepressant efficacy of venlafaxine: a secondary analysis of 4 studies in major depressive disorder. The Journal of clinical psychiatry. 2010;71(11):1482-7.
15. Daray FM, Maffia PC, Rothlin RP, Errasti AE. [Pharmacogenetics in psychiatry: how far are we from clinical application?]. Vertex. 2012;23(104):299-309.
16. Daray FM, Thommi SB, Ghaemi SN. The pharmacogenetics of antidepressant-induced mania: a systematic review and meta-analysis. Bipolar disorders. 2010;12(7):702-6.
17. Lombard J, Doraiswamy PM. What is the role of pharmacogenetics in clinical psychiatry? Expert opinion on drug metabolism & toxicology. 2013;9(1):1-4.
18. Crettol S, de Leon J, Hiemke C, Eap CB. Pharmacogenomics in psychiatry: from therapeutic drug monitoring to genomic medicine. Clinical pharmacology and therapeutics. 2014;95(3):254-7.
19. Langman LJ, Dasgupta A. Pharmacogenomics in clinical therapeutics. Chichester, West Sussex, UK: Wiley-Blackwell; 2012. p. p.
20. Daray FM, Pérez-Roldán ML, Rebok F. Antipsicóticos de segunda generación y efectos adversos metabólicos. . Psicofarmacología. 2011;69:33-9.
21. Stahl SM, Mignon L, Meyer JM. Which comes first: atypical antipsychotic treatment or cardiometabolic risk? Acta psychiatrica Scandinavica. 2009;119(3):171-9.
22. Yuan X, Yamada K, Ishiyama-Shigemoto S, Koyama W, Nonaka K. Identification of polymorphic loci in the promoter region of the serotonin 5-HT2C receptor gene and their association with obesity and type II diabetes. Diabetologia. 2000;43(3):373-6.
23. Reynolds GP, Zhang ZJ, Zhang XB. Association of antipsychotic drug-induced weight gain with a 5-HT2C receptor gene polymorphism. Lancet. 2002;359(9323):2086-7.
24. Reynolds GP, Zhang Z, Zhang X. Polymorphism of the promoter region of the serotonin 5-HT(2C) receptor gene and clozapine-induced weight gain. Am J Psychiatry. 2003;160(4):677-9.
25. Miller DD, Ellingrod VL, Holman TL, Buckley PF, Arndt S. Clozapine-induced weight gain associated with the 5HT2C receptor -759C/T polymorphism. Am J Med Genet B Neuropsychiatr Genet. 2005;133B(1):97-100.
26. Ellingrod VL, Perry PJ, Ringold JC, Lund BC, Bever-Stille K, Fleming F, et al. Weight gain associated with the -759C/T polymorphism of the 5HT2C receptor and olanzapine. Am J Med Genet B Neuropsychiatr Genet. 2005;134B(1):76-8.
27. Ryu S, Cho EY, Park T, Oh S, Jang WS, Kim SK, et al. -759 C/T polymorphism of 5-HT2C receptor gene and early phase weight gain associated

with antipsychotic drug treatment. Progress in neuro-psychopharmacology & biological psychiatry. 2007;31(3):673-7.

28. Daray FM, Rodante D, Carosella LG, Silva ME, Martinez M, Fernandez Busch MV, et al. -759C>T Polymorphism of the HTR2C Gene is Associated with Second Generation Antipsychotic-Induced Weight Gain in Female Patients with Schizophrenia. Pharmacopsychiatry. 2017;50(1):14-8.

29. Zhang JP, Malhotra AK. Pharmacogenetics of antipsychotics: recent progress and methodological issues. Expert opinion on drug metabolism & toxicology. 2013;9(2):183-91.

30. Athanasiou MC, Dettling M, Cascorbi I, Mosyagin I, Salisbury BA, Pierz KA, et al. Candidate gene analysis identifies a polymorphism in HLA-DQB1 associated with clozapine-induced agranulocytosis. The Journal of clinical psychiatry. 2011;72(4):458-63.

31. Chung WH, Hung SI, Hong HS, Hsih MS, Yang LC, Ho HC, et al. Medical genetics: a marker for Stevens-Johnson syndrome. Nature. 2004;428(6982):486.

32. Caspi A, Sugden K, Moffitt TE, Taylor A, Craig IW, Harrington H, et al. Influence of life stress on depression: moderation by a polymorphism in the 5-HTT gene. Science. 2003;301(5631):386-9.

33. Perlis RH, Smoller JW, Ferreira MA, McQuillin A, Bass N, Lawrence J, et al. A genomewide association study of response to lithium for prevention of recurrence in bipolar disorder. Am J Psychiatry. 2009;166(6):718-25.

34. Preskorn SH, Hatt CR. How pharmacogenomics (PG) are changing practice: implications for prescribers, their patients, and the healthcare system (PG series part I). Journal of psychiatric practice. 2013;19(2):142-9.

35. de Leon J. AmpliChip CYP450 test: personalized medicine has arrived in psychiatry. Expert review of molecular diagnostics. 2006;6(3):277-86.

36. Bousman CA, Hopwood M. Commercial pharmacogenetic-based decision-support tools in psychiatry. The lancet Psychiatry. 2016;3(6):585-90.

37. Mrazek DA, Lerman C. Facilitating clinical implementation of pharmacogenomics. JAMA : the journal of the American Medical Association. 2011;306(3):304-5.

38. Hall-Flavin DK, Winner JG, Allen JD, Jordan JJ, Nesheim RS, Snyder KA, et al. Using a pharmacogenomic algorithm to guide the treatment of depression. Translational psychiatry. 2012;2:e172.

39. Hall-Flavin DK, Winner JG, Allen JD, Carhart JM, Proctor B, Snyder KA, et al. Utility of integrated pharmacogenomic testing to support the treatment of major depressive disorder in a psychiatric outpatient setting. Pharmacogenetics and genomics. 2013;23(10):535-48.

40. Winner JG, Carhart JM, Altar CA, Allen JD, Dechairo BM. A prospective, randomized, double-blind study assessing the clinical impact of integrated pharmacogenomic testing for major depressive disorder. Discovery medicine. 2013;16(89):219-27.

41. Hornberger J, Li Q, Quinn B. Cost-effectiveness of combinatorial pharma-

cogenomic testing for treatment-resistant major depressive disorder patients. The American journal of managed care. 2015;21(6):e357-65.

42. Winner J, Allen JD, Altar CA, Spahic-Mihajlovic A. Psychiatric pharmacogenomics predicts health resource utilization of outpatients with anxiety and depression. Translational psychiatry. 2013;3:e242.

43. Winner JG, Carhart JM, Altar CA, Goldfarb S, Allen JD, Lavezzari G, et al. Combinatorial pharmacogenomic guidance for psychiatric medications reduces overall pharmacy costs in a 1 year prospective evaluation. Current medical research and opinion. 2015;31(9):1633-43.

44. Brennan FX, Gardner KR, Lombard J, Perlis RH, Fava M, Harris HW, et al. A Naturalistic Study of the Effectiveness of Pharmacogenetic Testing to Guide Treatment in Psychiatric Patients With Mood and Anxiety Disorders. The Primary Care Companion for CNS Disorders. 2015;17(2).

45. Singh AB. Improved Antidepressant Remission in Major Depression via a Pharmacokinetic Pathway Polygene Pharmacogenetic Report. Clinical psychopharmacology and neuroscience : the official scientific journal of the Korean College of Neuropsychopharmacology. 2015;13(2):150-6.

Valorando el riesgo de neutropenia y agranulocitosis en pacientes tratados con clozapina

Por Federico Manuel Daray

Objetivos del capítulo:

- Conocer los aspectos regulatorios para la prescripción de clozapina que rigen en Argentina.
- Enumerar los pasos que debe seguir un médico para prescribir clozapina.
- Describir los mecanismos de toxicidad hematológica de la clozapina.
- Presentar los valores de incidencia de los efectos adversos hematológicos en Argentina y compararlos con los valores internacionales.
- Reconocer los factores asociados al riesgo de agranulocitosis por clozapina.
- Analizar la posibilidad de reexponción a clozapina en pacientes que tienen el antecedente de efectos adversos hematológicos.

1. Introducción

La clozapina es un antipsicótico atípico cuyo mecanismo de acción involucra el antagonismo (con alta afinidad) de los receptores 5-HT$_{2A}$, 5-HT$_{2C}$, 5-HT$_6$ y 5-HT$_7$, antagonismo sobre receptores H$_1$ para histamina y receptores muscarínicos M$_1$, y una afinidad relativamente baja por los receptores de dopamina (1). Este fármaco fue sintetizado en Suiza en 1958 y los resultados iniciales sobre su eficacia clínica fueron contradictorios. Según el paradigma de la época se consideraba que el efecto antipsicótico de un fármaco estaba directamente relacionado con la magnitud de los efectos extrapiramidales que provocaba y, como la clozapina presentaban escasos efectos adversos motores, su eficacia fue cuestionada (2). La baja incidencia de efectos adversos extrapiramidales se explica en parte por su escasa afinidad y ocupación de receptores para dopamina del subtipo D_2 y una moderada afinidad por el subtipo D_4, ambos abundantes en los ganglios basales (3, 4).

Este cambio en el paradigma que produjo la clozapina, llevo a que su empleo comenzara recién en los años 70, lanzándose al mercado primero en 1972 en Suiza y Austria, y en 1974 en Finlandia (2). Poco tiempo después, en 1975, se reportaron una serie de casos de agranulocitosis con elevada mortalidad ocurridos en Finlandia, donde a solo cuatro meses del comienzo de su comercialización, 16 pacientes habían presentado agranulocitosis y 8 tuvieron un desenlace fatal, lo que llevó a que la clozapina fuera retirada del mercado europeo (2).

A pesar de ello, la clozapina ha demostrado tener mayor eficacia que otros antipsicóticos para el tratamiento de la esquizofrenia (5), en particular en pacientes refractarios a otros antipsicóticos (6) y ha demostrado un gran impacto sobre la suicidalidad en este grupo de pacientes (7). Todo esto ha llevado a que sea nuevamente comercializada.

En relación con su perfil de toxicidad, si bien presenta un riesgo bajo de generar efectos adversos motores, tiene numerosos efectos adversos importantes, algunos de los cuales pueden poner en peligro la vida del paciente. Dentro de estos, se incluyen el riesgo de convulsiones, la inhibición potencialmente grave de la función intestinal, la carditis y miocardiopatía (8) y los más frecuentes y peligrosos que son las discrasias sanguíneas como leucopenia, neutropenia y agranulocitosis (3, 9).

Por su potencial de provocar efectos adversos graves, la clozapina debe reservarse como alternativa para aquellos pacientes con esquizofrenia resistente. Las mayoría de las guías para el tratamiento de la esquizofrenia coinciden en que debe indicarse, en términos generales y exceptuando casos particulares, cuando el tratamiento con dos antipsicóticos diferentes ha fallado (siempre y cuando se hayan utilizado en dosis adecuadas y por tiempo suficiente), y siempre que al menos uno de los intentos terapéuticos haya sido con un antipsicótico atípico (10-14). Otras indicaciones en pacientes esquizofrénicos incluyen el tratamiento de la conducta suicida persistente (10, 12, 13, 15), el tratamiento de la conducta agresiva incoercible (10, 12, 14, 15), el tratamiento de pacientes que no toleraron los efectos adversos de otros medicamentos antipsicóticos (sobre todo los efectos adversos sobre la motilidad) o que presentan disquinesia tardía (15), y el tratamiento de los síntomas psicóticos en la enfermedad de Parkinson (15, 16).

2. Mecanismos de toxicidad hematológica por clozapina

El mecanismo exacto por el cual la clozapina provoca neutropenia y agranulocitosis es desconocido. Algunos autores especulan que las discrasias menos graves (como la neutropenia leve y moderada) y la agranulocitosis están causadas por mecanismos diferentes. Esto se debe a que en los casos menos serios, se afectan sólo los neutrófilos circulantes, en tanto que en los casos graves (agranulocitosis) además de afectarse las células periféricas también los hacen sus precursores en la médula ósea (17, 18).

Se han planteado dos hipótesis (no necesariamente excluyentes) para explicar la agranulocitosis inducida por clozapina: una se basa en un mecanismo de toxicidad directa sobre los granulocitos y la otra en un mecanismo inmunológico (18). La primera sugiere que el metabolito N-desmetilado de la clozapina podría ejercer un efecto tóxico directo sobre los granulocitos y sus precursores. De hecho, se ha comprobado experimentalmente que este metabolito es más tóxico para las células precursoras mieloides que la droga original (17, 18). Además, se ha observado que la clozapina da origen a un ion nitrito que es tóxico para los neutrófilos, y se ha demostrado que este compuesto acelera la apoptosis en estas células (18-20). La segunda, sugiere que la toxicidad podría estar mediada por un mecanismo inmunológico y se basa en la observación de que muchos de los pacientes que son reexpuestos a la terapia con clozapina, luego de presentar una discrasia sanguínea, vuelven a padecerla, en forma más precoz y muchas veces con mayor gravedad (18, 21, 22).

Con el fin de disminuir la morbilidad y la mortalidad por estos efectos adversos, la reintroducción de la clozapina en el mercado tuvo como condición la inclusión de los pacientes en tratamiento dentro de un programa de monitoreo hematológico periódico (farmacovigilancia intensiva).

3. Farmacovigilancia intensiva de clozapina en Argentina

La farmacovigilancia se define como la ciencia y actividades relativas a la detección, evaluación, comprensión y prevención de los efectos adversos de los medicamentos o cualquier otro tipo de problema relacionado con ellos (23). De esta forma, permite la detección temprana de los efectos adversos y/o inesperados de los medicamentos en la etapa de uso extendido, y también facilita la percepción de fallas de respuesta terapéutica por deficiencias de calidad. Este sistema permite la implementación de alertas sanitarias y medidas administrativas de regulación y control y contribuye al desarrollo de prescripciones y dispensaciones más racionales (24). La farmacovigilancia tradicional se aplica a todos los principios activos, recoge información de todos los efectos adversos sospechosos de los medicamentos (sean estos conocidos o no), y la notificación a la autoridad sanitaria es voluntaria. En cambio, los programas de farmacovigilancia intensiva tienen por finalidad la detección de ciertos efectos adversos particulares, conocidos y serios, y su notificación a la autoridad sanitaria es obligatoria (25, 26).

Como se mencionara anteriormente, poco tiempo después del lanzamiento de la clozapina se reportaron una serie de casos de agranulocitosis con elevada mortalidad relacionados con su uso, lo que llevó a que este fármaco fuera retirado del mercado (2). A pesar de esto, a fines de la década del 80, Kane y colaboradores publicaron un estudio en el que se mostró una mayor eficacia antipsicótica de la clozapina comparada con la clorpromazina (27). La contundencia de sus resultados llevo a que este fármaco se reintrodujera en el mercado europeo y se iniciara su comercialización en Estados Unidos. En este contexto, con el objetivo de minimizar el riesgo de morbilidad y mortalidad asociadas a la toxicidad hematológica, se propuso incluir a los pacientes tratados con clozapina en un programa de monitoreo hematológico antes del inicio del tratamiento y durante su curso (28-30).

En Argentina, el Sistema Nacional de Farmacovigilancia (SNFVG) se creó mediante Resolución del ex Ministerio de Salud y Acción Social en el año 1993 (24), un año después de la creación de la Administración Nacional de Medicamentos, Alimentos y Tecnología Médica (ANMAT). El Departamento de Farmacovigilancia funciona como el efector central del sistema, y éste conforma una red que cuenta con efectores periféricos distribuidos por todo el país y recibe, también, las notificaciones de efectos adversos relacionados con medicamentos remitidas por sus efectores alrededor del país, profesionales de la salud independientes, asociaciones de profesionales, la industria farmacéutica y usuarios o sus familiares.

La clozapina se comercializó inicialmente en Argentina en 1974. En 1977, como consecuencia de lo ocurrido en Finlandia, la comercialización se restringió. Según los registros de ANMAT, si bien el certificado de comercialización no fue dado de baja, el uso de la clozapina se limitó a las instituciones, principalmente para el tratamiento de pacientes esquizofrénicos (31, 32). En 1992 se reinició la comercialización, y se implementó el primer Programa Nacional para el control de los Pacientes tratados con Clozapina, propuesto por el laboratorio Novartis S.A. (33). Recién en 1996, se redactó la primera normativa expedida por la autoridad sanitaria nacional para el monitoreo de los pacientes tratados con esa droga (26), cuya versión más actualizada es la Disposición ANMAT N°935/2000 (33).

A través del Programa de Monitoreo de Pacientes Tratados con Clozapina, la autoridad regulatoria nacional recoge todos los reportes de efectos adversos relacionados con el uso de clozapina y los centraliza en el Departamento de Farmacovigilancia de ANMAT.

El protocolo del Programa en Argentina establece que antes de comenzar el tratamiento con clozapina el paciente debe realizar un hemograma para determinar que el número de leucocitos y el recuento de neutrófilos sean normales Luego, se prevé que los controles hematológicos se realicen semanalmente durante las primeras 18 semanas de exposición y mensualmente a partir de la semana 18. En caso de suspender el tratamiento, los controles deben realizarse hasta la 4ª semana de suspendida la droga (33). En la Figura 1 se muestran los valores de referencia hematológicos, los grados de alarma y las conductas a seguir según la Disposición N°935/2000 de la ANMAT.

El protocolo en Argentina es similar al aprobado por la agencia de medicamentos europea (EMA, por sus siglas en inglés) (34). En Estados Unidos, la frecuencia de los controles que se sugiere es ligeramente distinta, en tanto que éstos deben realizarse semanalmente durante los primeros seis meses, luego cada dos semanas por 6 meses más, y recién luego del año de tratamiento se efectúan en forma mensual (35). En 2015, la Food and Drug Administration (FDA), realizó importantes modificaciones en su programa de monitoreo de clozapina. Por un lado, estableció unificación de los registros de efectos adversos hematológicos por clozapina (esto reemplaza los seis registros de clozapina existentes que mantienen los fabricantes individuales del fármaco) y, por otro lado, estableció que el monitoreo se realice únicamente con el recuento absoluto de neutrófilos, en lugar de hacerlo en conjunto con el conteo de glóbulos blancos (36, 37).

Figura 1. Normas de seguridad del Programa de Monitoreo de pacientes tratados con clozapina (disposición ANMAT N° 935/2000).

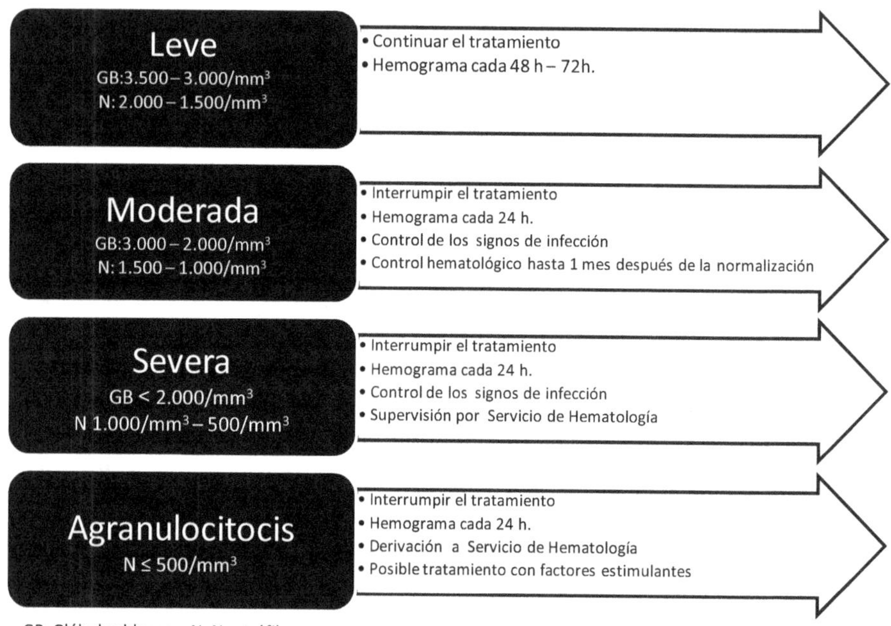

4. Aspectos prácticos para la prescripción de clozapina en Argentina

La normativa vigente en nuestro país define diferentes responsabilidades para los actores involucrados en el circuito de prescripción/dispensa de clozapina: éstas no sólo le competen al médico sino que existen diferentes deberes y responsabilidades que recaen sobre el paciente (o su representante legal), la farmacia, el laboratorio de análisis clínicos que realiza los hemogramas, el titular de certificado de la marca comercial, y la ANMAT (33).

En relación con las responsabilidades del médico, este debe (Figura 2):

1. Explicar claramente al paciente o su representante legal los posibles efectos adversos hematológicos que conlleva el uso de clozapina.
2. Firmar junto con el paciente (o su representante legal) dos (2) copias del Consentimiento Informado. El mismo puede extraerse de la Disposición ANMAT N° 935/00, y el texto se encuentra en el Anexo III. Puede descargarse ingresando en el siguiente enlace: http://www.anmat.gov.ar/webanmat/Legislacion/Medicamentos/Disposicion_935-2000.pdf.

3. Completar las solicitudes de ingreso/egreso del Programa de Monitoreo por duplicado. Cada vez que se cambie la marca comercial de clozapina se deberá completar una nueva Solicitud de Ingreso así como la Ficha de Terminación de tratamiento con la marca comercial que venía recibiendo. La solicitud será completada por duplicado, quedando una copia en la historia clínica y la otra deberá ser remitida al laboratorio de análisis clínicos. Las Fichas pueden extraerse de la Disposición ANMAT N° 935/00, Anexos IV y V.

4. Remitir al paciente con la orden para la realización del hemograma y la solicitud ingreso al programa al laboratorio de análisis clínicos. Los Laboratorios Titulares de Certificado actualizan periódicamente los listados de los laboratorios de controles hematológicos y las farmacias acreditados que participan del Programa en todo el país y lo informan a la ANMAT. Para consultas sobre los mismos, puede remitirse al laboratorio titular correspondiente a la marca que se seleccione para cada paciente, o solicitar la información en el Departamento de Farmacovigilancia de ANMAT.

5. Prescribir indicando marca comercial, aclarando que el hemograma es normal contra la presentación del mismo.

6. Prescribir la cantidad comprimidos de clozapina necesaria hasta la realización del siguiente hemograma.

7. Extender junto con la receta la orden para la realización del siguiente hemograma.

8. Generar el código unívoco del paciente en el momento de completar la solicitud de ingreso al Programa. El mismo se construye con la inicial del primer nombre y la inicial del apellido o primer apellido (en el caso de mujeres casadas el apellido de soltera) más los seis dígitos correspondientes a la fecha de nacimiento. Por ej., María Rosa Pérez de González nacida el 4 de julio de 1966 será el MP040766.

9. Notificar la aparición de efectos adversos hematológicos a la autoridad sanitaria. Puede encontrar el formulario de notificación electrónica de eventos adversos del Sistema Nacional de Farmacovigilancia, así como el instructivo para su correcta confección en el siguiente enlace: http://www.anmat.gov.ar/farmacovigilancia/Como_Notificar.asp.

10. Tomar la conducta médica apropiada para el nivel de leucopenia/neutropenia (Figura 1).

Figura 2. Pasos que debe seguir el médico que prescribe clozapina (disposición ANMAT N° 935/2000).

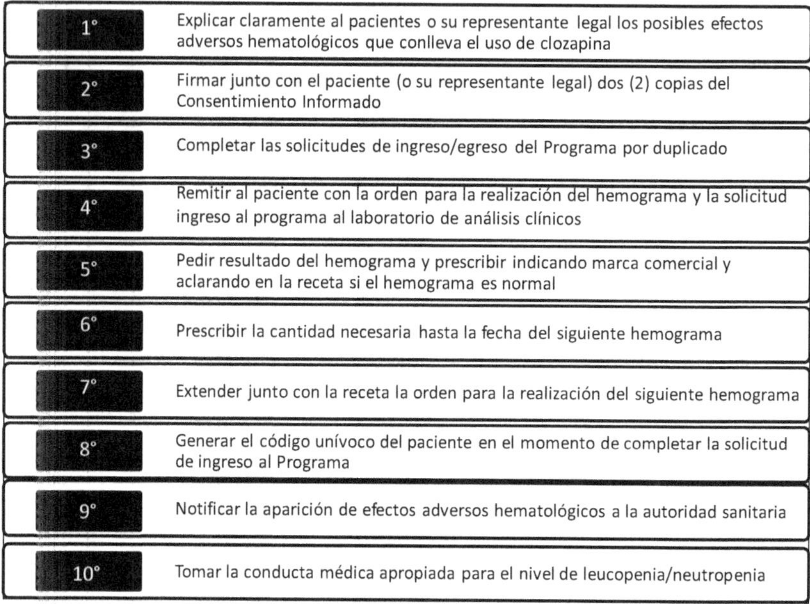

5. Agranulocitosis por clozapina en Argentina: comparación de los resultados del Programa de Monitoreo de la ANMAT con los obtenidos en otros países

1. Frecuencia de aparición de agranulocitosis

Reportes iniciales indicaban que la incidencia acumulada de agranulocitosis en pacientes tratados con clozapina se encontraba en valores cercanos al 0,80% (28-30, 38-40). En 1998, Honigfield y colaboradores estimaron una incidencia acumulada algo menor en Estados Unidos con valores de 0,38% (41). Recientemente, un estudio realizado en Finlandia en el que se analizó una base de datos con reportes de 25 años de monitoreo, calculó una incidencia media anual de agranulocitosis de 0,11% (con un rango que oscilaba entre 0,02% y 0,20%/año) (42), y otro trabajo que también reportó la incidencia anual de agranulocitosis en Australia refiere valores de 0,06% (43).

En Argentina, empleando la base de datos del SNFVG de la ANMAT y un período de observación de 6 años, la incidencia anual de agranulocitosis fue de 0,05%/año (44). Este valor corresponde a una incidencia anualizada. No fue posible calcular la incidencia acumulada durante los 6 años, ya que sólo se disponía del número total de pacientes expuestos por cada año y no de los datos sobre su permanencia en Programa a lo largo de todo el período observado. No es correcto multiplicar el valor de la incidencia anual por la cantidad de años, ya que no necesariamente el resultado obtenido vaya a reflejar el valor de incidencia acumulada. A pesar de estas limitaciones, se puede concluir que el valor reportado en Argentina se encuentra dentro del rango de valores de indecencia anualizadas reportados en Finlandia y Australia.

2. Factores de riesgo para agranulocitosis por clozapina

Existen una serie de factores de riesgo que se han relacionado con la probabilidad de presentar agranulocitosis en los pacientes tratados con clozapina (38, 40, 44, 45). Los más estudiados fueron los siguientes: el grupo étnico, el género, la edad, el uso concomitante de drogas que pueden causar leucopenia/granulocitopenia, el tiempo de tratamiento, y la dosis utilizada.

Grupo étnico

El riesgo de presentar agranulocitosis es mayor en algunos grupos étnicos como los asiáticos quienes presentan riesgo algo mayor al doble de sufrir agranulocitosis en comparación con los caucásicos (45). Por otro lado, se ha establecido un mayor riesgo de presentar neutropenia (pero no agranulocitosis) en individuos de origen africano y afrocaribeño, pudiendo explicarse algunos de estos casos por conteos basales bajos de neutrófilos (neutropenia étnica benigna). Estas «neutropenias benignas» podrían corresponder a fluctuaciones alrededor de valores basales bajos de neutrófilos más que a verdaderas discrasias inducidas farmacológicamente (38).

Sexo

Los estudios iniciales indican que la agranulocitosis por clozapina es más frecuente en mujeres que en hombres (29), pero este dato no ha sido replicado en estudios subsiguientes (30, 38, 40, 42, 46) (Tabla 1). Los datos obtenidos del SNFVG Argentino muestran que la agranulocitosis sería hasta el doble de frecuente en pacientes de sexo femenino, pero como los datos obtenidos no se pueden ajustar por la proporción relativa de hombres y mujeres expuestos, no es posible obtener conclusiones definitivas (44).

Edad

La edad es otro factor que incide en el riesgo de presentar agranulocitosis. Estudios iniciales mostraban que el riesgo de padecer este efecto adverso aumentaba con la edad (29, 38). Esto ha sido observado en otros (28, 40, 42) (Tabla 1). Datos calculados a partir de la base del SNFVG de Argentina muestran que el riesgo aumenta con cada decenio de edad (44).

Uso concomitante de drogas que pueden provocar agranulocitosis

Los pacientes que requieren tratamiento con clozapina a menudo son pacientes polimedicados; esto se entiende en el contexto de que este recurso terapéutico se emplea en pacientes con esquizofrenia grave y resistente a otros tratamientos. Si bien la regla de oro debería ser la simplificación de los esquemas terapéuticos, casi siempre este tipo de pacientes utilizan uno, dos o tres (y a veces más) medicamentos además de la clozapina.

Recientemente, se ha reportado que más de un 40% de las personas tratadas con clozapina que presentaron agranulocitosis estaban polimedicadas (42). Este dato fue replicado con el análisis de la base del SNFVG argentino, a partir del que se estimó que el riesgo de presentar agranulocitosis en pacientes tratados con clozapina en asociación a otros psicofármacos fue del doble en comparación con los que recibían clozapina en monoterapia (44).

Tiempo hasta la aparición de agranulocitosis

El análisis de la mayoría de los sistemas de farmacovigilancia ha informado que la aparición de la agranulocitosis es más frecuente durante las primeras 18 semanas de tratamiento con clozapina (28-30, 38, 42, 46) (Tabla 1). Los datos del SFVG argentino indican la misma tendencia, mostrando que el 83% de los casos de agranulocitosis estudiados ocurrieron durante los primeros 3 meses de tratamiento, con una latencia media de 8 semanas (44) (Tabla 1).

Relación con la dosis

La mayoría de los estudios reportan que la agranulocitosis por clozapina es independiente de la dosis (29, 30, 38, 40, 42) (Tabla 1). Esto es consistente con la respuesta idiosincrásica que subyace al mecanismo de toxicidad desconocido por el que la clozapina provoca este efecto adverso. Datos similares se han observado con el registro del SFVG argentino: la aparición de agranulocitosis no se relacionó con la dosis de clozapina utilizada, y la mayoría de los pacientes en tratamiento recibían una dosis promedio habitual de 308 mg/día (44).

Tabla 1. Incidencia, mortalidad y factores de riesgo asociados a la agranulocitosis por clozapina.

País	EEUU	UK	EEUU	Australia	UK	Italia	Korea	Finlandia	Australia	Argentina
Autor, año	Alvir, 1993	Atkin,1996	Honigfeld, 1998	Copolov, 1998	Munro, 1999	Deliliers, 2000	Kang, 2006	Lahdelma., 2012	Drew, 2013	Balda, 2015
Incidencia ACUMULADA de Agranulocitosis	0,91% (18 meses)	0,80% (54 meses)	0,38% (5 años)	0,90% (3 años)	0,73% (7 años)	0,70% (4 años)	0,80% (11 años)	N.R	N.R	N.R
Incidencia ANUALIZADA de Agranulocitosis	0,60%	NR	NR	NR	NR	NR	NR	0,02 – 0,20%	0,06%	0,05%
Mortalidad por agranulocitosis	N.R	4,20%	3,14%	0	2,15%	0	3,70%	3,06%	N.R	7,89%
Género (mayor en mujeres)	Si	No	NR	No	NR	No	No	No	N.R	Si
Edad (mayor a más edad)	Si	Si	NR	Si	Si	No	No	Si	N.R	Si
Tiempo hasta la aparición	Media 29.3±12.6 días	89.60% en las primeras 18 semanas	NR	78% en las primeras 18 semanas	NR	89% en las primeras 18 semanas	53,70% en las primeras 18 semanas	76,80% en las primeras 18 semanas	N.R	83% en los primeros 3 meses
Relación con la dosis	No	No	NR	NR	No	No	NR	No	N.R	No
Medicación concomitante	NR	NR	NR	NR	NR	Si	NR	Si	N.R	Si

NR: No reportado

6. Reexposición a clozapina en pacientes que presentaron neutropenia o agranulocitosis

El programa de monitoreo para el manejo de los efectos adversos hematológicos establece que cuando el recuento de glóbulos blancos es menor a 3000/mm³ y/o el de neutrófilos es menor a 1500/mm³ se debe suspender la medicación, controlar al pacientes cada 24 horas y no volver a administrar clozapina. Si bien con esta conducta se ha logrado reducir la mortalidad asociada a la clozapina en un 92% (47), en la práctica suspender la clozapina es una situación compleja. Esto se debe a que el paciente que recibe clozapina es un paciente resistente a otros antipsicóticos o un paciente de gravedad. Por esto, al suspender la medicación, la pregunta es: ¿cómo continuar el tratamiento? Una posibilidad es suspender la clozapina definitivamente y reemplazarla por otro antipsicótico y, la otra posibilidad, es esperar a que los hemogramas se normalicen y reexponer al paciente a la clozapina. Ambas alternativas entrañan un riesgo que se debe valorar.

El suspender la clozapina y reemplazarla por otro antipsicótico lleva al riesgo de que el paciente sufra una recaída de su cuadro clínico de base en el 80% de los casos (48).

El reexponer al paciente a la clozapina, implica el riesgo de que el paciente tenga nuevamente un episodio hematológico. En este sentido, la evidencia disponible sobre reexposición es escasa. Uno de los reportes con mayor cantidad de casos fue realizado por Dunk y colaboradores. Estos investigadores analizaron en forma retrospectiva la base de monitoreo de pacientes en tratamiento con clozapina del Reino Unido e Irlanda y se reportaron 53 casos de pacientes reexpuestos a clozapina. Los resultados mostraron que 33 pacientes (62%) no volvieron a presentar un efecto adverso hematológico, mientras que 20 pacientes (38%) presentaron un efecto adverso hematológico y, en la mayoría (85%) de estos últimos casos, se presentó más precozmente y fue más serio que el inicial. Cabe destacar que, en este mismo trabajo, se informó que en la mitad de los pacientes reexpuestos había otra explicación que podría justificar la discrasia sanguínea, siendo las infecciones y la administración concomitante de otra medicación con toxicidad hematológica las principales causas (21).

Recientemente, Manu y colaboradores realizaron una revisión sistemática de la literatura sobre reexposición a clozapina (49). En ésta, discriminaron la tasa de éxito de la reexposición en función de cuál fue el efecto adverso primario que presentó el paciente. Dividieron a los efectos adversos hematológicos en neutropenia y agranulocitosis, presuponiendo que ambos efectos adversos obedecen a diferente mecanismos de producción (18). Estos autores han encontrado 127 casos reportados de toxicidad hematológica, y observaron que en los pacientes que tuvieron una neutropenia como efecto adverso primario, la reexposición fue exitosa en el 70%, mientras que el porcentaje de éxito bajó al 20% en los pacientes que tuvieron agranulocitosis (49).

Lamentablemente, no hay un factor clínico predictor de riesgo que nos permita orientar la decisión de qué pacientes pueden ser reexpuestos a clozapina. En los últimos años, han publicado algunos reportes que proponen el uso un marcador genético (50). Se ha propuesto que un polimorfismo de base única de complejo del histocompatibilidad mayor de clase II (HLA-DBQ1 6672G>C) es un buen marcador de riesgo de agranulocitosis: los individuos que poseen la variante C de este polimorfismo en lugar de la G, tienen 16 veces más probabilidades de tener agranulocitosis, pero su utilidad clínica no está aún determinada.

En Argentina, un trabajo reciente, analizó los casos de reexposición a clozapina registrados en el Programa de Monitoreo de Pacientes Tratados con Clozapina del Departamento de Farmacovigilancia de ANMAT (51). En el mismo, se detectaron 19 casos de pacientes reexpuestos entre el 1996-2014. Las reacciones hematológicas durante la primera reacción fueron: 15 casos de neutropenia moderada (79%), 2 de neutropenia severa (10,5%) y 2 de leucopenia moderada (10,5%). De los 19 pacientes reexpuestos, el 68% no desarrolló una segunda reacción adversa hematológica, mientras que el 32% restante presentó una segunda reacción caracterizada por una menor latencia y una menor severidad. Las variables sociodemográficas y clínicas entre el grupo de pacientes que desarrolló una segunda reacción adversa hematológica con la reexposición y el grupo que no lo hizo no fueron estadísticamente significativas.

Tabla 2. Comparación de los resultados de la reexposición a clozapina en Argentina con los datos reportados en la literatura

	Dunk y col. 2006 (n=53)	Manu y col. 2012 (n=112)	Prokopez y col. 2016 (n= 9)
Reexposición favorable (%)	62	70	68
Nueva RA con la reexposición (%)	38	30	32
Latencia en el desarrollo de la 2da RA (semanas)	5,5	4,3	8
Menor latencia de la 2da RA en comparación con la 1ra	Sí	Sí	Sí
2da RA menos severa respecto a la 1ra (%)	15	56	83

La hipótesis de existencia de mecanismos fisiopatológicos diferentes para explicar la leucopenia/neutropenia por un lado, y la agranulocitosis por otro vislumbraría un pronóstico diferente si el paciente reexpuesto perteneciera a uno u otro grupo.

Más allá de las hipótesis fisiopatológicas que se mencionaron anteriormente y, probablemente complementarias con la misma, se reconocen diferentes formas clínicas de neutropenia asociadas a clozapina (52): (A) una forma considerada benigna, que se presenta con mayor frecuencia y que tiene un recuento de neutrófilos menor a 1500/mm^3 y superior a 500/mm^3 y se caracteriza por una rápida recuperación (de 2 a 8 días) luego de la suspensión del fármaco y en la que las células afectadas son los neutrófilos maduros; y (B) una forma severa, caracterizada por un recuento de neutrófilos menor a 500/mm^3 (agranulocitosis), que ocurre con baja frecuencia, que no responde a la interrupción de clozapina y que se asocia con una lenta recuperación (de 14 a 21 días). En este caso se afectan tanto los precursores de neutrófilos como los neutrófilos maduros (18, 53).

En la revisión sistemática realizada por Manu y colaboradores, en la que se diferenciaron 2 grupos de pacientes, se observó que el 70% de los pacientes que fueron reexpuestos a clozapina luego de haber presentado una neutropenia/leucopenia moderada o severa durante el primer tratamiento, no volvieron a presentarla; mientras que este porcentaje era del 20% en el grupo de pacientes que durante la primera exposición presentó una agranulocitosis.

En función de la información revisada y considerando la posibilidad de que la reexposición a clozapina tenga un pronóstico diferente según se trate de una forma benigna o no de neutropenia, se propone no reexponer a los pacientes si su recuento de glóbulos blancos cae por debajo de 2000/mm³ y el de neutrófilos por debajo de 1000/mm³ dentro de las primeras 18 semanas de iniciado el tratamiento con clozapina (Figura 3). Se puede evaluar reexponer a los pacientes, si su recuento de glóbulos blancos se ubica entre 3000 - 2000/mm³ y el neutrófilos entre 1500 - 1000/mm³ dentro de las primeras 18 semanas de iniciado el tratamiento con clozapina. En esta evaluación, el médico debe considerar varios aspectos: si es clínicamente necesario que el paciente reciba clozapina, si el paciente y sus familiares o representante legal están informados del riesgo y consienten por escrito, si el paciente tiene antecedentes de buen cumplimiento de los controles hematológicos y, si existe la posibilidad de que pueda ser derivado a un centro de alta complejidad en caso de presentar nuevamente el efecto adverso. Si bien no hay estudios que indiquen cómo controlar a estos pacientes, en caso de intentar la reexposición, se recomienda que los controles hematológicos se realicen cada 48 horas (Figura 3).

Por otro lado, en aquellos pacientes en tratamiento con clozapina, que presentan una neutropenia o agranulocitosis después de las 18 semanas, se recomienda analizar detalladamente si no existe otra posible causa para el efecto adverso hematológico ya que su presentación con esta temporalidad no es frecuente (representa menos del 17% de los casos) (44). Las causas confusoras más frecuentes son las comorbilidades médicas (principalmente infecciones y dentro de éstas las de vías aéreas superiores), la coadministración de otros medicamentos con toxicidad hematológica o la neutropenia benigna. Si alguna de estas causas puede explicar la neutropenia, puede considerarse la reexposición del paciente con los mismos recaudos que se mencionaron en el punto anterior y los controles hematológicos en forma bisemanal (Figura 3).

Figura 3. Propuesta de conductas a seguir en caso de ser necesario re-exponer a un paciente a clozapina.

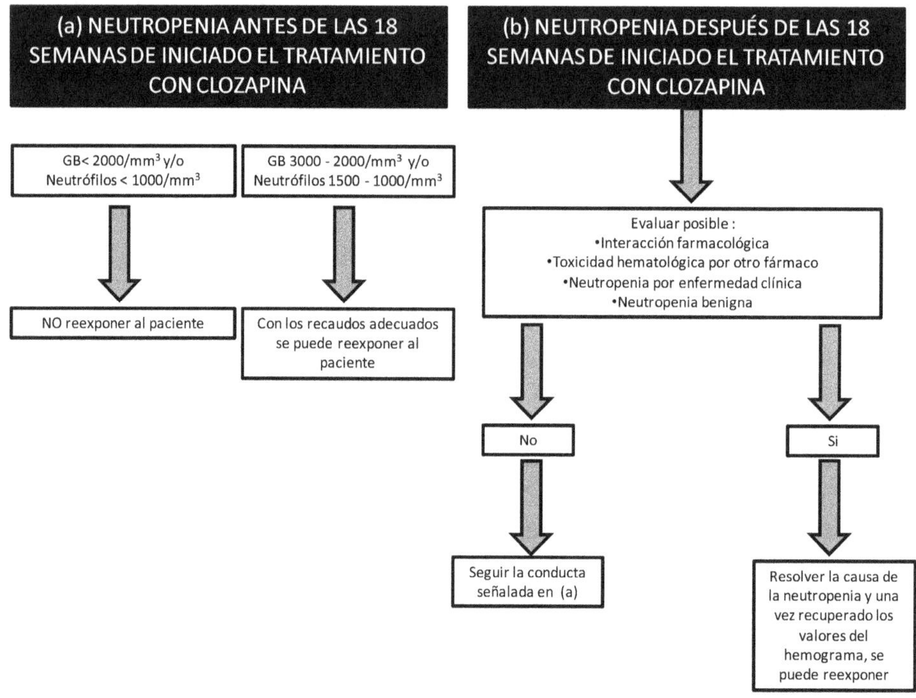

Algunos autores recomiendan emplear otro medicamento que aumente los niveles de neutrófilos durante la reexposición a clozapina. Las propuestas son dos: asociarlo con litio o asociarlo con factor estimulante de colonias de granulocitos (G-CSF). Como se mencionó anteriormente, la incidencia de neutropenia y agranulocitosis asociada al uso de clozapina es baja. Por esto, es muy difícil reclutar el número necesario de pacientes para hacer un ensayo clínico controlado y aleatorizado que nos permita obtener evidencia de calidad para saber cuál de estas intervenciones tiene más eficacia. Por esto, la evidencia disponible para la toma de esta decisión proviene de reportes de casos o series de casos y, por lo tanto, es de baja calidad, pero es la evidencia con la que contamos y debemos ponderarla.

La asociación con litio para prevenir la neutropenia en pacientes reexpuestos a clozapina fue reportada por primera vez en 1995 (54), y de allí en adelante se han reportado algunos casos con resultados positivos (18). El trabajo con mayor número de pacientes fue el de Kanaan y Kerwin, que haciendo un análisis retrospectivo de casos de pacientes reexpuestos, encontraron que sólo 1 de cada 25 pacientes (4%) reexpuestos a clozapina en combinación con litio presentaron una nueva discrasia sanguínea (55). El litio aumenta en aproximadamente un 30% el recuento basal de neutrófilos. Este efecto se observa entre la primera y la cuarta semanas de iniciado el litio y parece que no hay correlación entre la litemia y la magnitud del efecto (usar al menos 0,4 mmol/l). El efecto es reversible con la suspensión del tratamiento y el mecanismo no está del todo claro, pero parece ser el resultado de una estimulación granulocítica directa más que de una redistribución de los granulocitos marginados. Si bien esta intervención tiene algunos reportes positivos, el nivel de evidencia es bajo y asociado a unos pocos casos retrospectivos. La intervención no está exenta de riesgos ya que la combinación de ambos psicofármacos se asocia a temblores, otros movimientos involuntarios y convulsiones.

El empleo de G-CSF, aumenta los niveles de neutrófilos por aumento de la maduración y activación de los precursores mieloides. Su empleo está aceptado en aquellos pacientes que sufren un primer episodio de agranulocitosis, discontinuándose cuando se recuperan los valores de neutrófilos del hemograma o cuando el paciente se recupera clínicamente de la infección. Su empleo es más discutido en aquellos pacientes que serán reexpuestos a clozapina. Son pocos los reportes publicados, algunos mostraron resultados favorables (56) y otros desfavorables (57, 58). Esta intervención tiene la desventaja de que su costo es alto y que su aplicación es compleja e invasiva, requiriendo aplicaciones semanales e incluso diarias. Sus efectos adversos más frecuentes son los dolores óseos, pero los riesgos de su uso extendido en el tiempo no están del todo claros (sobre todo el riesgo de producir leucemia mieloide).

7. Conclusión

En Argentina, los datos obtenidos a partir de 6 años de análisis del SFVG de clozapina, muestran valores de incidencia anualizada de agranulocitosis que están dentro del rango de valores descriptos en otros países. El riesgo de este efecto adverso es máximo durante los primeros tres meses de tratamiento y no está relacionado con la dosis. En particular, el riesgo de agranulocitosis se asocia con la edad, el sexo femenino y con la el uso simultáneo de otros medicamentos. La reexposición a clozapina en pacientes que presentaron un efecto adverso hematológico es una situación compleja. Puede estar indicada en casos seleccionados luego de una cuidadosa evaluación clínica, en función de las características del primer efecto adverso hematológico y realizando un monitoreo hematológico más frecuente. El uso de tratamientos concomitantes durante la reexposición no tiene evidencia sólida.

Aspectos prácticos:

- Se han propuesto dos mecanismos para explicar los efectos adversos hematológicos por clozapina uno de toxicidad directa y otro inmunológico.
- En Argentina, la disposición N°935/2000 de la ANMAT es la que establece las obligaciones a que se encuentran sujetos los establecimientos y profesionales que intervienen en la producción, prescripción y dispensación de clozapina.
- El análisis de la base de datos la ANMAT muestra que la tasa media anualizada de leucopenia fue de 0.19 (95% [IC] 0.11-0.27), la de neutropenia de 0.38 (95% CI 0.34-0.43) y de agranulocitosis de 0.05 (95% CI 0.02-0.08) por año. La tasa de mortalidad en los sujetos con agranulocitosis fue de 4.2 (95% CI 0.0-9.2) cada 100.000 individuos tratados por año.
- La reexposición a clozapina es una situación compleja. Se recomienda no reexponer a los pacientes que presentaron un recuento de GB menor a 2000/mm^3 y el de neutrófilos por debajo de 1000/mm^3. Se puede considerar reexponer, si el recuento de GB se ubica entre 3000 - 2000/mm^3 y el neutrófilos entre 1500 - 1000/mm^3 siempre que las condiciones clínicas y el control estén aseguradas.

---

8. Referencias

1. Daray FM, Rebok F. Neuropsicofarmacología: Conceptos Básicos. Buenos Aires, Argentina: Salerno; 2014.
2. Crilly J. The history of clozapine and its emergence in the US market: a review and analysis. Hist Psychiatry. 2007;18(1):39-60.
3. Baldessarini RJ, Frankenburg FR. Clozapine. A novel antipsychotic agent. N Engl J Med. 1991;324(11):746-54.
4. Tarsy D, Baldessarini RJ, Tarazi FI. Effects of newer antipsychotics on extrapyramidal function. CNS Drugs. 2002;16(1):23-45.
5. Davis JM, Chen N, Glick ID. A meta-analysis of the efficacy of second-generation antipsychotics. Arch Gen Psychiatry. 2003;60(6):553-64.

6. Taylor DM, Duncan-McConnell D. Refractory schizophrenia and atypical antipsychotics. J Psychopharmacol. 2000;14(4):409-18.

7. Meltzer HY. Suicide and schizophrenia: clozapine and the InterSePT study. International Clozaril/Leponex Suicide Prevention Trial. J Clin Psychiatry. 1999;60 Suppl 12:47-50.

8. Baldessarini RJ. Chemotherapy in Psychiatry: Pharmacologic Basis of Treatments for Major Mental Illness 3rd. ed: Springer Press; 2013.

9. Haddad PM, Sharma SG. Adverse effects of atypical antipsychotics : differential risk and clinical implications. CNS Drugs. 2007;21(11):911-36.

10. American_Psychiatric_Association. Practice guideline for the Treatment of Patients With Schizophrenia 2010 [updated 30/04/2015]. Available from: http://psychiatryonline.org/pb/assets/raw/sitewide/practice_guidelines/guidelines/schizophrenia.pdf.

11. Guidelines N. Psychosis and schizophrenia in adults: treatment and management 2014. Available from: http://www.nice.org.uk/guidance/cg178.

12. Clinical practice guidelines. Treatment of schizophrenia. Can J Psychiatry. 2005;50(13 Suppl 1):7S-57S.

13. Royal Australian and New Zealand College of Psychiatrists clinical practice guidelines for the treatment of schizophrenia and related disorders. Aust N Z J Psychiatry. 2005;39(1-2):1-30.

14. Network SIG. Management of schizophrenia. A national clinical guideline. 2013.

15. Group NCC. Guideline for the use of clozapine. 2013.

16. Frieling H, Hillemacher T, Ziegenbein M, Neundorfer B, Bleich S. Treating dopamimetic psychosis in Parkinson's disease: structured review and meta-analysis. Eur Neuropsychopharmacol. 2007;17(3):165-71.

17. Gerson SL, Meltzer H. Mechanisms of clozapine-induced agranulocytosis. Drug Saf. 1992;7 Suppl 1:17-25.

18. Whiskey E, Taylor D. Restarting clozapine after neutropenia: evaluating the possibilities and practicalities. CNS Drugs. 2007;21(1):25-35.

19. Uetrecht JP. Metabolism of clozapine by neutrophils. Possible implications for clozapine-induced agranulocytosis. Drug Saf. 1992;7 Suppl 1:51-6.

20. Fischer V, Haar JA, Greiner L, Lloyd RV, Mason RP. Possible role of free radical formation in clozapine (clozaril)-induced agranulocytosis. Mol Pharmacol. 1991;40(5):846-53.

21. Dunk LR, Annan LJ, Andrews CD. Rechallenge with clozapine following leucopenia or neutropenia during previous therapy. Br J Psychiatry. 2006;188:255-63.
22. Safferman AZ, Lieberman JA, Alvir JM, Howard A. Rechallenge in clozapine-induced agranulocytosis. Lancet. 1992;339(8804):1296-7.
23. Center UM. Glossary of Terms used in Pharmacovigilance. 2002.
24. Resolución ex Ministerio de Salud y Acción Social N° 706/93. Creación del Sistema Nacional de Farmacovigilancia, (1993).
25. ANMAT. Boletín ANMAT para profesionales. Vol. XVI (1 y 2 unificados)2008. Available from: http://www.anmat.gov.ar/PUBLICACIONES/BOLETINES/PROFESIONALES/BOLETIN_1_Y_2_UNIFICADOS_JUNIO_2008.PDF.
26. Disposición ANMAT N° 2552, (1995).
27. Kane J, Honigfeld G, Singer J, Meltzer H. Clozapine for the treatment-resistant schizophrenic. A double-blind comparison with chlorpromazine. Arch Gen Psychiatry. 1988;45(9):789-96.
28. Copolov DL, Bell WR, Benson WJ, Keks NA, Strazzeri DC, Johnson GF. Clozapine treatment in Australia: a review of haematological monitoring. Med J Aust. 1998;168(10):495-7.
29. Alvir JM, Lieberman JA, Safferman AZ, Schwimmer JL, Schaaf JA. Clozapine-induced agranulocytosis. Incidence and risk factors in the United States. N Engl J Med. 1993;329(3):162-7.
30. Lambertenghi Deliliers G. Blood dyscrasias in clozapine-treated patients in Italy. Haematologica. 2000;85(3):233-7.
31. ANMAT. Boletín ANMAT para profesionales, Volumen VIII (n° 2). 2000.
32. Bergman M, Bignone I, Bisio A, Bologna V, Sabatini A. [Risk minimization evolution of agranulocytosis caused by the administration of pharmaceutical products containing Clozapine in Argentina]. Vertex. 2011;22(96):94-7.
33. ANMAT. Disposición ANMAT N° 935. Apruébase el Programa Actualizado de Monitoreo para Pacientes Ambulatorios e Internados tratados con Clozapina. 2000.
34. EMA. Summary information on referral opinion following arbitration pursuant to article 30 of council directive 2001/83/EC for Leponex and associated names. Comittee for Proprietary Medicinal Products. 2001.
35. Drugs.com. Clozaril 2014 [updated 12/2014].
36. Administration FD. FDA Drug Safety Communication: FDA mo-

difies monitoring for neutropenia associated with schizophrenia medicine clozapine; approves new shared REMS program for all clozapine medicines 2015. Available from: http://www.fda.gov/Drugs/DrugSafety/ucm461853.htm.

37. REMS C. The single shared system for clozapine 2015. Available from: https://www.clozapinerems.com/CpmgClozapineUI/home.u.

38. Atkin K, Kendall F, Gould D, Freeman H, Liberman J, O'Sullivan D. Neutropenia and agranulocytosis in patients receiving clozapine in the UK and Ireland. Br J Psychiatry. 1996;169(4):483-8.

39. Miller PR, Cutten AE. Haematological side effects of clozapine: patient characteristics. N Z Med J. 1997;110(1041):125-7.

40. Munro J, O'Sullivan D, Andrews C, Arana A, Mortimer A, Kerwin R. Active monitoring of 12,760 clozapine recipients in the UK and Ireland. Beyond pharmacovigilance. Br J Psychiatry. 1999;175:576-80.

41. Honigfeld G, Arellano F, Sethi J, Bianchini A, Schein J. Reducing clozapine-related morbidity and mortality: 5 years of experience with the Clozaril National Registry. J Clin Psychiatry. 1998;59 Suppl 3:3-7.

42. Lahdelma L, Appelberg B. Clozapine-induced agranulocytosis in Finland, 1982-2007: long-term monitoring of patients is still warranted. J Clin Psychiatry. 2012;73(6):837-42.

43. Drew L. Clozapine and agranulocytosis: re-assessing the risks. Australas Psychiatry. 2013;21(4):335-7.

44. Balda MV, Garay OU, Papale RM, Bignone I, Bologna VG, Brandolini A, et al. Clozapine-associated neutropenia and agranulocytosis in Argentina (2007-2012). Int Clin Psychopharmacol. 2015;30(2):109-14.

45. Latif Z, Jabbar, F, Kelly, B.D. Clozapine and blood discrasia. The Psychiatrist. 2011;3(1):27-9.

46. Kang BJ, Cho MJ, Oh JT, Lee Y, Chae BJ, Ko J. Long-term patient monitoring for clozapine-induced agranulocytosis and neutropenia in Korea: when is it safe to discontinue CPMS? Hum Psychopharmacol. 2006;21(6):387-91.

47. Honigfeld G. Effects of the clozapine national registry system on incidence of deaths related to agranulocytosis. Psychiatr Serv. 1996;47(1):52-6.

48. Conley RR. Optimizing treatment with clozapine. J Clin Psychiatry. 1998;59 Suppl 3:44-8.

49. Manu P, Sarpal D, Muir O, Kane JM, Correll CU. When can patients with potentially life-threatening adverse effects be rechallenged with clozapine? A systematic review of the published literature. Schizophr Res. 2012;134(2-3):180-6.

50. McKnight C, Guirgis H, Votolato N. Clozapine rechallenge after excluding the high-risk clozapine-induced agranulocytosis genotype of HLA-DQB1 6672G>C. Am J Psychiatry. 2011;168(10):1120.

51. Prokopez CR, Armesto AR, Gil Aguer MF, Balda MV, Papale RM, Bignone IM, et al. Clozapine Rechallenge After Neutropenia or Leucopenia. Journal of clinical psychopharmacology. 2016;36(4):377-80.

52. Gerson SL. Clozapine—deciphering the risks. N Engl J Med. 1993;329(3):204-5.

53. Williams DP, Pirmohamed M, Naisbitt DJ, Uetrecht JP, Park BK. Induction of metabolism-dependent and -independent neutrophil apoptosis by clozapine. Mol Pharmacol. 2000;58(1):207-16.

54. Adityanjee. Modification of clozapine-induced leukopenia and neutropenia with lithium carbonate. Am J Psychiatry. 1995;152(4):648-9.

55. Kanaan RA, Kerwin RW. Lithium and clozapine rechallenge: a retrospective case analysis. J Clin Psychiatry. 2006;67(5):756-60.

56. Toni-Uebari TK, Rees J. Successful rechallenge with clozapine following 'red alert'. BMJ Case Rep. 2013;2013.

57. Hazewinkel AW, Bogers JP, Giltay EJ. Add-on filgrastim during clozapine rechallenge unsuccessful in preventing agranulocytosis. Gen Hosp Psychiatry. 2013;35(5):576 e11-2.

58. Joffe G, Eskelinen S, Sailas E. Add-on filgrastim during clozapine rechallenge in patients with a history of clozapine-related granulocytopenia/agranulocytosis. Am J Psychiatry. 2009;166(2):236.

Uso de los psicoestimulantes en pacientes con depresión resistente al tratamiento

Por Leandro N. Grendas

> **Objetivos del capítulo:**
>
> - Definir el concepto de depresión resistente al tratamiento.
> - Conocer las alternativas terapéuticas para la depresión resistente al tratamiento.
> - Revisar los conceptos básicos relacionados con la farmacología de los psicoestimulantes.
> - Analizar la evidencia disponible sobre el uso de estos fármacos en pacientes con depresión resistente al tratamiento. · Identificar el perfil clínico de pacientes que podrían beneficiarse con el uso de psicoestimulantes.

1. El problema de los síntomas residuales en pacientes con depresión

La depresión es uno de los trastornos mentales más frecuente en todo el mundo; según la Organización Mundial de la Salud (OMS) afecta a unos 350 millones de personas (1). Clínicamente, este síndrome se caracteriza por la presencia de tristeza; disminución del interés o de la capacidad para el placer; sensación de cansancio o falta de energía; sentimientos excesivos e inapropiados de desesperanza, inutilidad y culpa, alteraciones del apetito y los cambios en el sueño (el más frecuente es el insomnio); falta de concentración y alteraciones en la memoria, agitación o retardo psicomotor y las ideas de muerte, así como los intentos de suicidio (2). Además de su alta prevalencia, la depresión comienza a edades tempranas de la vida, tiene un curso crónico y en muchos casos recurrente y es altamente incapacitante; lo cual determina que sea una de las principales causas de discapacidad. En este sentido, los resultados del «*Global Burden of Disease Study*» mostraron que la depresión mayor es la segunda causa de discapacidad a nivel mundial (3).

La prevalencia de depresión en la población general varía de acuerdo con la región y la metodología empleada para cuantificarla. En cuanto a las diferencias regionales, un estudio llevado a cabo para determinar las tasas de depresión mayor en 10 países, empleando la misma metodología, encontró que la prevalencia de la depresión es extremadamente variable con valores más altos en los países occidentales en comparación con los orientales (4). En cuanto a las variaciones de prevalencia relacionadas con la metodología, las diferencias están dadas en función de la herramienta empleada para su medición: entrevista estructurada o cuestionarios de síntomas. Recientemente, una revisión sistemática de la literatura que incluyó estudios realizados en 53 países, encontró que cuando la prevalencia de la depresión se evaluó con entrevistas estructuradas basadas en el Manual Diagnóstico y Estadístico de los Trastornos Mentales (DSM) o en la Clasificación Internacional de Clasificación de Enfermedades (CIE) el valor fue de 3,8% (IC 95% = 3,1; 4,6); mientras que, cuando se utilizó instrumentos como los cuestionario de síntomas fue de 12,1% (IC 95% = 9,3; 15,7) (5). A nivel regional, en el cono sur de Latinoamérica, la prevalencia poblacional de depresión, empleando como herramienta el cuestionario PHQ-9, fue de 14,6% (95% CI: 13,6, 15,6) (6). Además, de su alta prevalencia, de ser una las principales causas de discapacidad y afectar la funcionalidad cotidiana de los individuos, la depresión es uno de los principales factores de riesgo para el suicidio (1, 7, 8).

La evidencia disponible acerca de la eficacia y efectividad de los tratamientos disponibles para el Trastorno Depresivo Mayor (TDM) muestra que la mayoría de los pacientes que reciben un tratamiento farmacológico no logran buenas tasas de respuesta y/o de remisión (9). En este sentido, un meta-análisis que involucro 182 ensayos clínicos controlados aleatorizados (ECCAs) con un total de 36385 pacientes adultos con TDM, reportó que sólo la mitad de los pacientes respondieron al tratamiento activo (53,8%) (10). Otro de los estudios más relevantes sobre el tratamiento del TDM, el STARD*D (*Sequenced Treatment Alternatives to Relieve Depression*), encontró que solo un tercio de los pacientes presentaron remisión sintomática luego de 12 semanas de tratamiento con citalopram (fármaco de primera línea para el tratamiento del TDM) y aproximadamente dos tercios remiten luego de probar cuatro diferentes alternativas terapéuticas (11).

Los pacientes que responden al tratamiento pero que no logran la remisión sintomática del cuadro depresivo persisten con síntomas residuales, por lo que no pueden retomar su funcionalidad habitual de forma óptima, requiriendo un mayor uso de los servicios médicos y presentado mayor vulnerabilidad recaídas, lo que empeora la evolución de la enfermedad (12).

En los últimos años, aumentó el interés en el abordaje de los síntomas residuales en paciente con depresión. Trabajos recientes reportaron que la función ejecutiva, los trastornos en la memoria y en la atención están emergiendo como los síntomas residuales más frecuentes en estudios de depresión y que estos síntomas suelen ser resistentes al tratamiento antidepresivo convencional o incluso persistir cuando los síntomas afectivos ha remitido (13-15). Estos síntomas residuales no pueden ser considerador como un epifenómeno de la enfermedad sino que son síntomas centrales de la misma (15). Por otro lado, además de los síntomas residuales cognitivos, se han reportado con frecuencia síntomas residuales de la esfera somática como somnolencia, fatiga y las alteraciones del sueño como síntomas residuales de la depresión y también han sido considerados como causales de falta de adherencia al tratamiento antidepresivo (16, 17).

Los síntomas residuales representa uno de los mejores predictores de la funcionalidad de los pacientes con trastornos mentales (18), por lo que se justifica la necesidad de desarrollar estrategias de tratamiento dirigidas directamente a mejorar estos síntomas, ya que su abordaje tiene un impacto sustancial en la recuperación y discapacidad asociada con la depresión (13, 15, 18). En este sentido, a lo largo de este capítulo, desarrollaremos la posible utilidad de los psicoestimulantes (PSE) en pacientes con depresión resistente al tratamiento (DRT).

2. Concepto de depresión resistente al tratamiento

Para comprender el concepto de DTR es necesario revisar conceptos previos sobre respuesta al tratamiento. Sus definiciones operacionales se clasifican generalmente en cuatro categorías (Figura 1) (20-23):

- **Sin respuesta**: no hay respuesta clínicamente significativa a un tratamiento adecuado (en tiempo y dosis óptimas).
- **Respuesta parcial**: definida como una reducción superior al 25% pero inferior al 50% en las escalas de evaluación de la depresión (ej., Escala para la Depresión de Hamilton - HAM-D).
- **Respuesta**: definida como una disminución del 50% o más en las puntuaciones, con una puntuación final de HAM-D de 15 o menos.
- **Remisión**: ausencia de síntomas depresivos, medible en las escalas para depresión dentro del rango normal (ej., HAM-D $\leq$ 7).

Se denomina remisión parcial cuando persisten síntomas residuales.

- **Recaída**: reaparición sindromática que se produce luego de haber tenido algún tipo de respuesta (ya sea parcial o total) al tratamiento antidepresivo y sin que haya finalizado la fase de continuación. Se considera como la aparición del cuadro sindromático dentro del mismo episodio depresivo.

- **Recurrencia**: restitución del síndrome depresivo que se produce durante la fase de mantenimiento. La distinción es importante ya que por recurrencia se entiende que se ha presentado un nuevo episodio de depresión y esto es importante en función de decidir cuáles son las opciones terapéuticas de que se dispone para continuar con el tratamiento.

- **Recuperación:** abarca tanto la remisión sintomática como las mejorías en las áreas de la funcionalidad cotidiana y psicosociales.

Figura 1. Fases del tratamiento de la depresión.

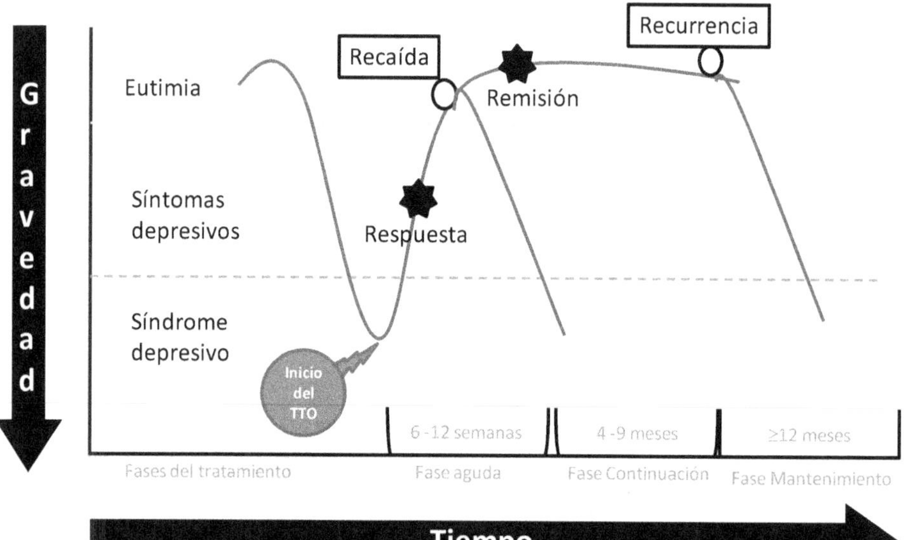

El objetivo del tratamiento farmacológico en pacientes con depresión es la remisión sindromática pero, como se señaló previamente, un porcentaje considerable de pacientes tratados con diferentes estrategias farmacológicas no lo logra. La pregunta que surge es entonces, ¿en qué condiciones consideramos que un paciente tiene un cuadro de

DRT? Si bien no hay un consenso sobre la definición, se ha propuesto que el fracaso para lograr la remisión completa con dos o más tratamientos antidepresivos (en tiempo y dosis adecuados) define a la DRT (9, 24). Esta es la definición utilizada por la mayoría de las guías de tratamiento y si bien no es una definición muy específica, en la práctica clínica, se sugiere utilizar esta definición como orientadora para la toma de decisiones terapéuticas. En lo que respecta a este capítulo, nos centraremos en los síntomas residuales de los pacientes considerados con DRT, pero teniendo en cuenta que estos síntomas también se dan en aquellos pacientes que se consideran en remisión (17).

3. Estrategias de tratamiento para pacientes con DRT

Antes de considerar que el paciente tiene un cuadro de DRT, hay que descartar que no se trate de pseudoresistencia al tratamiento. Este concepto se refiere a la falta de respuesta a un tratamiento debido a ciertas variables no atribuibles al fármaco que se deben revisar (Figura 2).

Figura 2. Causas de pseudoresitencia al tratamiento en pacientes con depresión.

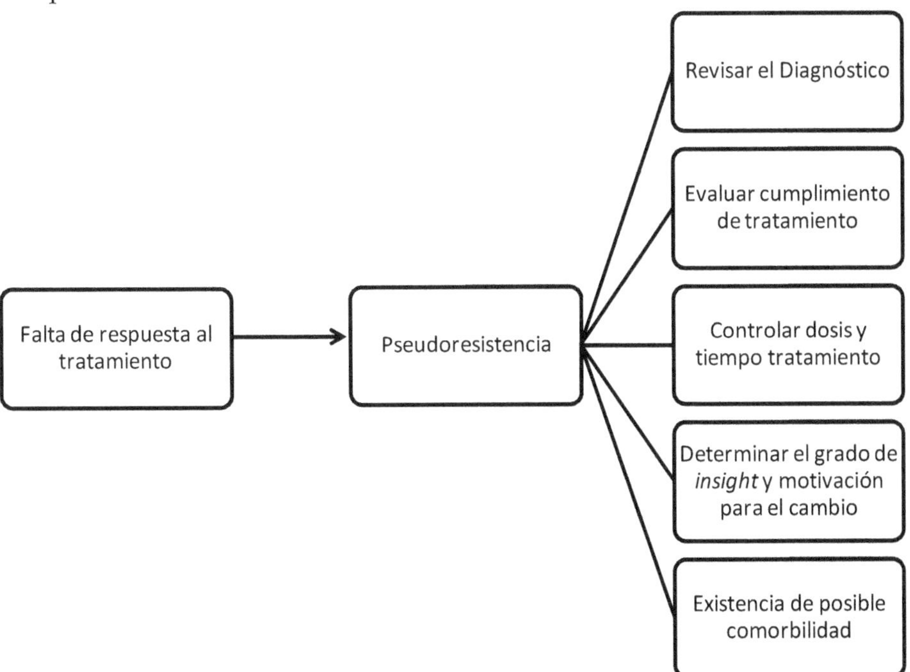

Una vez descarta la pseudoresitencia, podemos diagnosticar DRT en aquellos pacientes que no lograron la remisión completa con dos o más tratamientos antidepresivos adecuados (en tiempo y dosis adecuados). Para estos casos, contamos con las siguientes estrategias:

* Optimización de tratamiento actual.
* Cambio (*switch*) a otro antidepresivo.
* Combinación de diferentes antidepresivos entre sí.
* Potenciación del tratamiento antidepresivo con un fármaco de otra clase. Algunos autores agrupan la estrategia de potenciación y combinación, bajo el nombre de estrategia *add-on*.

El primer paso a tener en cuenta es la optimización (ajuste de la dosis, sin superar dosis máximas establecidas) del tratamiento antidepresivo de primera línea, debido a que se ha documentado la falta de respuesta debido a dosis subóptimas en numerosas ocasiones (26). En caso que no se obtenga la remisión sintomática con esta estrategia, se puede optar por el resto de las estrategias que dependerán de la valoración del clínico, debido que hasta la fecha ninguna ha podido establecerse como superior (26, 27).

La que nos interesa a los fines de este capítulo es la estrategia de potenciación, que consiste en el agregado de un fármaco diferente del grupo de la familia de antidepresivos con la finalidad de mejorar la eficacia del tratamiento antidepresivo (20).

La guía canadiense para el tratamiento de la depresión del 2016 (CANMAT) recomiendan la estrategia de potenciación ante el siguiente escenario clínico (28):

* Se probaron 2 o más antidepresivos.
* El antidepresivo inicial fue bien tolerado.
* Hay una respuesta parcial (> 25% de mejora) con el antidepresivo.
* Hay síntomas residuales específicos o efectos secundarios que pueden ser corregidos.
* Hay menos tiempo para esperar una respuesta al antidepresivo (cuadros más graves o más deterioro funcional).
* El paciente prefiere agregar otro medicamento.

Como ventajas de esta estrategia se puede mencionar que evita la pérdida de beneficios obtenidos, que se logra una respuesta más rápida (tener en cuenta los tiempos de titulación de antidepresivos si se decide cambiarlos), permite la maximización de la eficacia del antidepresivo antes de decidir su cambio. Como desventajas hay que tener en cuenta que hay mayor posibilidad de interacciones farmacológicas, que pueden sumarse los efectos adversos y que produce mayores costos en el tratamiento, lo que lleva disminuir la adherencia del paciente (29).

Los fármacos que se utilizan como potenciadores son los antipsicóticos de segunda generación, el litio, la levotiroxina (T4), lamotrigina, pramipexol y los psicoestimulantes (PSE).

El presente capítulo tiene como objetivo desarrollar abordar esta última estrategia y por lo tanto se describirán las características farmacológicas y terapéuticas de los psicoestimulantes empleados para potenciar la respuesta antidepresiva.

4. Farmacología de los psicoestimulantes empleados en el tratamiento de los trastornos afectivos

Bajo el concepto de psicoestimulantes se agrupa una lista extensa de sustancias que tienen como propiedad característica elevar el nivel de actividad, vigilancia o alerta del sistema nervioso central (SNC). A lo largo de este capítulo se describirá exclusivamente la farmacología de aquellos psicoestimulantes que tienen uso en los trastornos afectivos y que son comercializados en Argentina.

Se los clasificará de acuerdo a su estructura química, en psicoestimulantes de tipo anfetamínicos (metilfenidato) y psicoestimulantes no anfetamínicos (modafinilio y armodafinilo).

4.1 Metilfenidato

Las anfetaminas fueron empleadas por los soldados en la Segunda Guerra Mundial debido a que con las mismas aumentaban el estado de alerta y evitaban el sueño. En este contexto, se realizaron numerosos intentos por conseguir fármacos con efecto estimulante pero con menos efectos adversos que las anfetaminas. Así es como se sintetizó el metilfenidato en 1944. Debido a que metilfenidato es química (derivado de la piperidina) y farmacológicamente similar a las anfetaminas se considera un psicoestimulante clásico. Fue aprobado por FDA como fármaco de primera línea para el tratamiento de trastorno por déficit de atención e hiperactividad (TDAH) en niños mayores de 6 años y para narcolepsia. Actualmente se usa *off-label* en pacientes con trastornos afectivos con características particulares que se mencionaran luego.

4.1.1 Mecanismo de acción

El metilfenidato al ser una molécula emparentada con las anfetaminas presenta similar mecanismo de acción. Si bien es un fármaco que interacciona con los sistemas monoaminérgicos inhibiendo la recaptación de noradrenalina y dopamina a través del bloqueo de la recaptación de dopamina y noradrenalina (30-32), los últimos estudios se focalizan en el impacto que tiene predominantemente sobre el sistema dopaminérgico.

El metilfenidato promueve la liberación de la dopamina almacenada de las vesículas presinápticas y bloquea la recaptación de dopamina en su sitio transportador (presinápticas) de forma dosis-dependiente (33). Estudios en humanos demostraron que este doble mecanismo genera un aumento de la dopamina extracelular principalmente en la corteza (circuitos frontales), núcleo accumbens, y en los ganglios de la base (núcleo estriado), lo que implica cambios neurobiológicos y clínicos en la memoria, atención y movimientos (34-36), pero con diferencias interindividuales, lo que explicaría, por ejemplo, los diferentes grados de respuestas en paciente con TDAH (37). La capacidad de este fármaco para aumentar la transmisión dopaminérgica en el cerebro juega un papel crucial en los efectos psicoestimulantes (38).

4.1.2 Farmacocinética

El metilfenidato se absorbe fácilmente en el aparato digestivo. Las diferentes formas de presentación varían en sus características farmacocinéticas. El metilfenidato de *liberación inmediata*, inicia el efecto a los 20 - 60 minutos de su toma, el mismo es máximo entre las 1 - 2,5 hs. de su administración y tiene una duración total de acción de 3 hs. a 4 hs. El metilfenidato de *liberación sostenida*, comienza el efecto a los 60 minutos, alcanza su máximo entre la hora y 3 hs., tiene una fase de meseta a las 6 - 8 hs. y mantiene su efecto por 10 hs. a 12 hs. El metilfenidato de *liberación osmótica controlada*, consiste en un preparado con 50% de la dosis correspondiente a la forma de acción inmediata y el otro 50% a la de liberación sostenida, presentando una duración de efecto de 12 hs.

Debido al marcado efecto de primer paso hepático, tienen una baja biodisponibilidad (30%). La unión a proteínas es escasa (10% - 33%). El volumen de distribución es de 2,65 litros. Se metaboliza a nivel hepático, siendo el principal metabolito el ácido ritalínico que tiene escasa actividad biológica. Posee una vida media corta, de 2,5 hs. a 3,5 hs. La mayor parte de la dosis de la droga se elimina por orina, una pequeña parte como metabolito por las heces (36, 39).

4.1.3 Efectos adversos

De los estimulantes anfetamínicos, el metilfenidato es el de mejor perfil de toxicidad. En la Figura 3 se encuentran listados los efectos adversos según su frecuencia de presentación. También se ha descripto un síndrome de discontinuación caracterizado por disforia, irritabilidad, somnolencia, y aumento de apetito.

En cuanto a efectos adversos cardiológicos también se han reportado con muy baja frecuencia angina, arritmias, paro cardíaco, infarto agudo de miocardio (IAM) y muerte súbita (en pacientes que tenían anormalidades estructurales a nivel cardíaco). Existen también reportes de casos de discinecias, síntomas extrapiramidales, síndrome de Gilles de la Tourette, convulsiones y accidente cerebrovascular (ACV).

En relación al manejo de los efectos adversos del metilfenidato, se sugiere frente a efectos adversos tolerables por el paciente, esperar unos días el desarrollo de tolerancia, pudiendo de ser necesario reducir la dosis. Para efectos adversos de activación nocturnos, administrar toda la dosis por la mañana. Se pueden utilizar betabloqueantes para el manejo de los efectos adversos autonómicos periféricos. En caso de que los efectos adversos no desaparezcan con la reducción de dosis o empeoren, se sugiere cambiar de fármaco.

Figura 3. Principales efectos adversos del metilfenidato.

Digestivos	Neurológicos	Cardiovasculares	Respiratorios	Psiquiátricos
Nauseas (11%)	Cefaleas (34%)	Hipertensión (3 %)	Rinitis (7%)	Ansiedad (5 - 21 %)
Dispepsia (5 %)	Insomnio (3 – 21 %)	Dolor torácico (3 %)	Faringítis (4%)	Nerviosismo (7%)
Xerostomía (4%)	Dolor de espalda (6%)	Palpitaciones (2 %)	Asma (1%)	Depresión (2%)
Anorexia (4%)	Mareos (5 %)	Taquicardia (2 %)	Epistaxis (1 %)	Labilidad emocional(1%)
Diarrea (3 %)	Disquinesias (1%)	Edema (1%)		
Constipación (2 %)	Hipertonía (1%)			
Ulcera en la mucosa oral (1 %)	Vértigo (1%)			

4.1.4 Interacciones medicamentosas

Si bien la lista es amplia, se hará hincapié en las interacciones que mayor repercusión clínica tiene en la práctica (31, 39).

El uso concomitante con fármacos que inhiben otros recaptadores de aminas (ATC, IRSN, ISRS, bupropion) o inhibidores de la monoamino-oxidasa (IMAO) puede llevar a una interacción farmacodinámica que desencadene un cuadro de toxicidad por hiperestimulación dopaminérgica, noradrenérgica o serontoninérgica.

El uso con antipsicóticos, podría exacerbar o prolongar las disquinesias.

El metilfenidato puede antagonizar la acción de depresores del SNC como las benzodiacepinas (también lo puede hacer con los antihistamínicos), lo que se denomina antagonismo funcional.

La carbamacepina disminuye las concentraciones plasmáticas del metilfenidato. Esto se debería a los efectos inductores de la carbamacepina sobre el citocromo (CYP) 3A4. Al administrar ambos fármacos en forma conjunta, se puede observar una disminución en la eficacia del metilfenidato.

La administración conjunta de metilfenidato con dicumarol o warfarina aumenta el riesgo de hemorragias. Esto se debería a que el metilfenidato inhibe el metabolismo de estos anticoagulantes, aumentando sus concentraciones plasmáticas y riesgo de sangrado. En caso de administrar ambos fármacos en forma conjunta, controlar el tiempo de protrombina y el RIN.

El metilfenidato disminuye las concentraciones plasmáticas de fenobarbital y fenitoína. Esto sería por la inducción de su metabolismo.

4.1.5 Indicaciones terapéuticas

Indicaciones aprobadas por FDA:
* Trastorno por déficit de atención e hiperactividad TDAH (niños y adultos)
* Narcolepsia

Uso *off-label:*
* DRT (agente potenciador de fármacos de primera línea para la depresión).
* Depresión en adulto mayor con comorbilidad médica, cuidados paliativos y/o enfermedad terminal.
* Depresión en adulto mayor.

* Para mejorar la fatiga y cognición en pacientes con enfermedad neuropsiquiatrica secundaria a SIDA.
* Síndrome de fatiga crónica.
* Fatiga secundaria a cáncer.

4.1.6 ¿Qué evidencia disponemos para su uso en los trastornos afectivos?

La evidencia para el uso de metilfenidato en pacientes con trastornos afectivos es más robusta para los adultos mayores con depresión y para aquellos que presentar depresión comórbida con enfermedades clínicas.

Un reciente ECCA de 16 semanas de duración, evaluó la eficacia del metilfenidato para mejorar la respuesta antidepresiva del citalopram en 143 adultos mayores de tercera edad deprimidos (en promedio 69,7 años) con respecto a variables clínicas y cognitivas. Las ramas fueron combinación de citalopram + placebo (n=48), metilfenidato + placebo (n=48) y metilfenidato + citalopram (n=47). Las dosis diarias de citalopram oscilaron entre 20-60 mg (media de 32 mg) y las de metilfenidato oscilaron entre 5-40 mg (media de 16 mg). La mejoría de los síntomas depresivos (medidos con la escala de Hamilton para la Depresión 24 ítems - HAM-D-24) y la impresión clínica global (medida con la Escala de Impresión Clínica Global - ICG) fue significativamente mayor en el grupo de tratamiento combinado (citalopram + metilfenidato) comparado con los otros grupos. Además, se encontraron tasas significativamente mayores de remisión (HAM-D ≤ 6) en el grupo metilfenidato + citalopram (60,4%) en comparación con el grupo de metilfenidato + placebo (29,8%) y citalopram + placebo (41,7%). En el estudio no se reportaron diferencias en la mejoría de síntomas de la esfera cognitiva, ni en el número de efectos adversos entre grupos (40).

Un ECCA más pequeño, que incluyó a 16 pacientes con similares características al del anterior (adultos mayores de 65 años con diagnóstico de TDM), y de 10 semanas de duración, diseñado con el objetivo de investigar la tasa de respuesta y mejoría sintomática del agregado de metilfenidato (dosis media de 15 mg) a citalopram (dosis media de 20 mg) encontró que la combinación con metilfenidato comparado con placebo acelera significativamente la respuesta al tratamiento hacia la tercera semana, debido a que casi todos los pacientes (5 de 6) del grupo placebo obtuvieron respuesta (< 10 puntos en la escala HAMD) mientras que ninguno del grupo placebo logro alcanzarla. A su vez, reportaron una mejoría significativa de los síntomas depresivos (HAMD) hacia la octava semana debido a que la mayoría de los pacientes del grupo metilfenidato lograron la remisión sintomática, mientras que ninguno de los pacientes del grupo placebo logró la remisión en el mismo periodo de tiempo. A pesar de la limitación del pacientes incluidos, los autores concluyeron que metilfenidato es una estrategia viable para acelerar y mejorar la respuesta antidepresiva en pacientes ancianos deprimidos (41).

Por otro lado, en pacientes de edad avanzada con enfermedades médicas comórbidas, son comunes los síntomas depresivos (42), en particular la apatía y fatiga (43). En este tipo de pacientes, el metilfenidato ha demostrado ser eficaz en disminuir la sintomatología depresiva. Al respecto, un ECCA que se realizó en 30 pacientes hospitalizados por enfermedades médicas durante 14 días, con el objetivo de evaluar el impacto de uso de metilfenidato (10 mg/día) en la disminución de la sintomatología depresiva (medido con el Inventario de Depresión de Beck) y en particular en la esfera sintomática de fatiga (medida con las escalas *Piper Fatigue Scale, Analogue Scale for Fatigue, Edmonton Symptom Assessment Scale*) reportó en el grupo de tratado con metilfenidato una significativa disminución de la fatiga (>50%) y de la sintomatología depresiva (22%) comparado con el grupo que recibió placebo (44). En esta línea, una revisión sistemática, que incluyó 19 ECCAs sobre el uso de metilfenidato en pacientes adultos mayores con enfermedades médicas o que se encontraban en cuidados paliativos, concluyó que si bien la evidencia es limitada, sugiere que es un fármaco eficaz para reducir la sintomatología depresiva, en particular la fatiga y apatía en este grupo de pacientes (43). En particular, en pacientes con cáncer, una revisión de la Colaboración Cochrane, reportó en el subanálisis del tratamiento con psicoestimulantes (con un total de 5 ECCAs, 4 con metilfenidato y uno dexaanfetamina; una cantidad total de 426 pacientes) que el metilfenidato logra una mejoría significativa en la fatiga en pacientes con cáncer comparado con placebo (45). La guía sobre el tratamiento de la fatiga relacionada con el cáncer del Instituto Nacional de Cáncer de los Estados Unidos recomienda el uso de metilfenidato para la fatiga en estos pacientes (46).

Para adultos con depresión primaria, la evidencia sobre la combinación de metilfenidato con antidepresivos es más limitada y poco concluyente.

Una revisión de la Colaboración Cochrane sobre el tratamiento de psicoestimulantes para la depresión, reportó en un subanálisis (3 EC-

CAS, con un total de 62 pacientes) que compara psicoestimulantes (metilfenidato, pemolida y dextroanfetamina) como monoterapia contra placebo, que los psicoestimulantes son efectivos para reducir la sintomatología depresiva como tratamiento a corto plazo (≤ a 4 semanas). Si bien la evidencia es estadísticamente significativa, su relevancia clínica no es evidente, por lo cual los clínicos podrían considerar su uso en circunstancias en que los tratamientos recomendados han fallado y en las que se necesite una respuesta rápida (47). Otra revisión sistemática más reciente sobre el uso de PSE en pacientes con depresión mayor (modera/severa) en el subanálisis que evaluó al metilfenidato, incluyó 3 ECCAs (n=214), para los cuales estudiaron la eficacia del fármaco como potenciador del tratamiento antidepresivo. Los autores reportaron como resultados que el metilfenidato no se diferencia del placebo en la mejoría de la depresión en términos de eficacia (48).

Debido a la falta de evidencia sobre la eficacia de metilfenidato como tratamiento para la depresión primaria en adultos, la guía CANMAT-2016 recomienda su uso como tercera línea (nivel 4 de evidencia) de tratamiento.

En conclusión, metilfenidato parecería ser eficaz para mejorar el TDM en pacientes adultos mayores y/o con comorbilidad médica, a su vez mejora la fatiga en pacientes con cáncer. En cuanto a la depresión primaria, no estaría justificado el uso de metilfenidato entre las primeras opciones de tratamiento.

4.1.7 Posología y forma de uso para los trastornos afectivos

En Argentina se comercializan tabletas con comprimidos de liberación inmediata de 5mg, 10 mg, 20 mg, 30 mg y 40 mg. En cambio, los comprimidos comercializados de liberación prolongada son de 18 mg, 36 mg y 54 mg.

La dosificación para adultos según patología (36, 49):

* Depresión en adulto mayor con comorbilidad médica, cuidados paliativos y/o enfermedad terminal.
    - Iniciar titulación con comprimidos de liberación inmediata en dosis de 2,5 a 5 mg una vez al día antes del desayuno o dos veces al día antes del desayuno y almuerzo. Según respuesta clínica y tolerancia se puede aumentar 2,5 a 5 mg diarios cada 1 a 3 días en dosis divididas antes del desayuno y almuerzo. Dosis máxima: 20 a 40 mg/día. No se recomienda utilizar comprimidos de liberación sostenida.

❋ Fatiga secundaria a cáncer:
  - Iniciar titulación con comprimidos de liberación inmediata en dosis de 5 mg dos veces al día (se recomienda a las 8 hs. y 13 hs.). Según respuesta clínica y tolerancia se puede aumentar 10 mg/día cada 3 días hasta un máximo de 40 mg/día.
❋ Depresión en adulto de tercera edad:
  - Utilizado como agente potenciador de tratamiento de primera línea. Iniciar titulación con comprimidos de liberación inmediata en dosis de 2,5 mg dos veces al día (se recomienda a las 9 hs. y 15 hs.). Según respuesta clínica y tolerancia se puede aumentar 2,5 mg dos veces al día cada 3 o 4 días hasta llegar a dosis máxima de 40 mg/día. La dosis media en ensayos clínicos fue de 15 a 16 mg/día.

4.1.8 Precauciones y contraindicaciones en el uso de metilfenidato

Previo a iniciar el tratamiento se sugiere realizar tamizaje de enfermedad cardiovascular a través de examen clínico y de historia familiar (familiar muerto en edad joven por enfermedad cardiovascular, antecedente familiar de enfermedad coronaria, síncope, etc.). En caso de presentar enfermedad cardíaca o antecedentes familiares de enfermedad cardiaca, se deberá interconsulta a un médico cardiólogo para que profundice la evaluación y la decisión de la administración del fármaco deberá será interdisciplinaria (31, 39, 50, 51).

Se desaconseja el uso para pacientes con trastorno por abuso de sustancias. Debido a que existe un potencial de abuso y/o dependencia, la FDA ha reportado una advertencia (*US Boxed Warning*) sobre su uso. Por este mismo motivo se debe evitar la interrupción abrupta en pacientes que han recibido por períodos prolongados. Para pacientes con el antecedente de consumo de sustancias, dependerá del riesgo-beneficio que evalue el profesional, aconsejando el control por terceros de la medicación.

Se debe tener precaución en pacientes con antecedentes de convulsiones. En estos casos se debe contar con controles neurológicos para la decisión de incorporar medicamentos anticonvulsivantes.

Se debe utilizar con cuidado en pacientes con tics y/o Síndrome de Gilles de la Tourette debido a que puede exacerbar la sintomatología.

Se considera prudente desalentar el consumo de estimulantes como la cafeína en pacientes tratados con metilfenidato porque puede potenciar el efecto psicoestimulante del metilfenidato.

Contraindicado en pacientes con (31):

❋ Hipersensibilidad a la droga.
❋ Alteraciones cardiacas estructurales, arritmias, hipertensión severa.
❋ Psicosis.
❋ Anorexia nerviosa.
❋ Severa ansiedad, agitación o excitación psicomotriz.
❋ Hipertiroidismo.
❋ Glaucoma.
❋ Tratamiento con inhibidores de la monoaminooxidasa (IMAO).

4.1.9 Situaciones especiales

Embarazo y lactancia: el metilfenidato está en la categoría C de la FDA. Se desconoce si el metilfenidato se excreta por leche materna y cuáles son los efectos sobre el lactante. Por esto, se recomienda evaluar en cada caso particular el riesgo-beneficio de continuar con la lactancia durante el tratamiento con metilfenidato.

Insuficiencia renal: la farmacocinética del metilfenidato no se altera significativamente en la insuficiencia renal. Por esto, no sería necesario modificar la dosis.

Insuficiencia hepática: la farmacocinética de esta droga no se modificaría significativamente en la insuficiencia hepática. Por esto, no sería necesario modificar la dosis en casos de insuficiencia hepática.

4.2 Modafinilo y armodafinilo

El modafinilo es un estimulante del SNC que fue originalmente diseñado como un promotor del alerta y vigilia para el tratamiento de la narcolepsia y la somnolencia diurna excesiva causada por la apnea del sueño o trabajo por turnos. Este fármaco junto a su enantiómero R (armodafinilo) se consideran agentes con propiedades similares a los psicoestimulantes clásicos (*stimulant-like*) de los que se diferencian en términos del mecanismo de acción, seguridad y en el grado de evidencia que sustenta sus indicaciones (52).

4.2.1 Mecanismo de acción

Su mecanismo específico de acción no se encuentra aclarado. No parece actuar como un liberador de monoaminas como los estimulantes de tipo anfetamínicos y el metilfenidato. Además, estos últimos activan áreas difusas de la corteza y cuerpo estriado, mientras que modafinilo activa áreas cerebrales específicas involucradas en el control del estado de alerta (53). Hay varios estudios que demuestran que en su mecanismo de acción se encuentran involucrados múltiples sistemas neuronales. El modafinilo tiene afinidad por el transportador de dopamina (DAT) y el transportador de norepinefrina (NET), por lo que se supone que ambas son moléculas dianas directas del fármaco (54). Las vías noradrenérgicas, si bien no se sabe el mecanismo específico, estarían involucradas en su mecanismo de acción, lo que se deduce por que las acciones del modafinilo son bloqueadas en presencia de antagonistas α1-adrenérgicos (55). Se ha registrado que modafinilo, en dosis que aumenta la vigilia y el alerta, aumenta la dopamina en áreas cerebrales específicas como la corteza prefrontal y núcleo accumbens tanto en estudio preclínicos como en humanos (bloqueando el transportador de dopamina) (56-58), lo que demuestra el rol central de la dopamina en las propiedades estimulantes del modafinilo (58). Hay estudios preclínicos que sugieren que la acción liberadora de dopamina del modafinilo en el núcleo accumbens es secundaria a su capacidad para reducir la transmisión gabaérgica local, lo que conduce a una reducción de GABA en la neurotransmisión de terminales de la dopaminérgicas (59). A su vez, habría un aumento de la liberación de glutamato en el tálamo ventromedial y ventrolateral e hipocampo, que asociada con una falta de efecto sobre la liberación de GABA, aumentaría la transmisión glutamatérgica excitatoria en estas regiones, alterando el equilibrio entre la transmisión de glutamato y GABA (60).

El modafinilo, además de intervenir en las vías monoaminérgicas, modula otras sustancias como la histamina, denominada «*la amina del despertar*», a través de la inducción de la expresión de c-fos en el núcleo tuberomamilar, área donde se localizan las células histaminérgicas (61, 62). Por otra parte modafinilo está involucrado en la regulación de la orexina, un neuropéptido hipolatalámico en los principales centros de la vigilia incluido los núcleos tuberomamilares, área que presenta gran expresión de receptores para orexina (63, 64). Por este motivo diferentes autores consideran que modafinilo activa el sistema histaminérgico a través del sistema orexinérgico, el cual tendría un efecto de promoción de la vigilia y alerta (65).

En conclusión, la evidencia señala que los efectos estimulantes (cognitivos y conductuales) del modafinilo son atribuibles al aumento de dopamina y noradrenalina, principalmente en neocortex y áreas subcorticales. Mientras que el aumento de glutamato, orexina y el descenso de GABA parecerían ejercer un efecto secundario al de las catecolaminas.

4.2.2 Farmacocinética

El modafinilo se absorbe rápidamente por vía oral, alcanzándose las concentraciones máximas en plasma de 2 hs. a 4 hs. Los alimentos no afectan su biodisponibilidad pero pueden retrasar su absorción. La vida media de eliminación es de 12 hs. a 15 hs. debido a la mayor duración del L-enantiómero. Es un compuesto muy lipofílico, tiene un volumen de distribución de 0,9 litros y se une en un 60% a las proteínas del plasma. La mayor parte del modafinilo se elimina por metabolismo hepático, a través de una desaminación hidrolítica, una S-oxidación y conjugación con ácido glucurónico. El CYP 3A4 es el citocromo involucrado en su metabolismo. Se producen solo 2 metabolitos inactivos que son eliminados por vía renal. Uno de estos metabolitos, el ácido modafinílico, es un inhibidor de las isoenzimas CYP 2C19 y CYP 2C9. Menos del 10% de la dosis administrada es eliminada como fármaco sin metabolizar. La eliminación es más lenta en ancianos y en individuos con falla hepática o renal (36, 39, 55, 66).

El armodafinilo se también se absorbe bien por vía oral, alcanzando concentraciones plasmáticas máximas en 2 hs. Como en el caso del modafinilo, los alimentos no afectan su biodisponibilidad pero si pueden retrasar su absorción. La semivida es de 12 hs. a 15 hs. Su volumen de distribución es de 42 litros. Su unión a proteínas es de aproximadamente 60%. Se metaboliza en el hígado, a través de una hidrólisis, una desaminación hidrolítica, una S-oxidación y una conjugación con ácido glucurónico. Tiene 2 metabolitos inactivos que se eliminan por vía renal. El armodafinilo se elimina 3 veces más lento que el enantiómero-S. Por esto, la duración del efecto clínico es más prolongada (36, 39, 55, 66).

4.2.3 Efectos adversos

En general, tanto el modafinilo como el armodafinilo son drogas bien toleradas. Aún así su uso puede estar asociado a la aparición de los efectos adversos enumerados en la Figura 4. Los efectos adversos para armodafinilo son similares, con variaciones mínimas en su frecuencia de presentación.

No se ha reportado casos de tolerancia ni de dependencia a los efectos psicoestimulantes del modafinilo en pacientes con narcolepsia o hipersonmnia idiopática. Debido a que puede aparecer euforia moderada con su uso, algunos autores sugieren que el modafinilo tiene un discreto potencial de abuso (36, 39, 66).

Se han reportado con baja frecuencia casos de síndrome de Stevens-Johnson (SSJ) y necrosis epidérmica tóxica (NET). La mayoría de los casos ocurren entre la primera y la quinta semana de haber comenzado el tratamiento.

En relación al manejo de efectos adversos, las estrategias para efectos adversos tolerables es en primer lugar reducir la dosis y dejar pasar unos días explicándole al pacientes que los efectos adversos suelen ceder al cabo de unos días. Otra de las estrategias es indicar la dosis en toma única por la mañana para evitar efectos adversos de activación por la noche. En caso que persistan los efectos adversos luego de implementar estas estrategias, o que se presentan efectos adversos no tolerables, riesgosos (cardiológicos o dermatológicos) o psiquiátricos, suspender su administración. El dolor torácico es el efecto adverso que lleva con mayor frecuencia a la discontinuación del tratamiento.

Figura 4. Principales efectos adversos del modafinilo.

Digestivos	Neurológicos	Cardiovasculares	Respiratorios	Psiquiátricos
Disminución del apetito (26 %)	Cefaleas (2 - 22 %)	Taquicardia (5 %)	Nasofaringitis (3%)	Irritabilidad (6 – 11%)
Xerostomía (14 %)	Insomnio (13%)	Palpitaciones (3 %)	Tos (2%)	Ansiedad (8 %)
Nauseas (12 %)	Tics (7%)		Infección del TRS (2%)	Oscilaciones en el estado de ánimo (6 %)
Dolor abdominal (11 - 14 %)	Temblor (3 %)		Dolor orofaríngeo (2%)	Nerviosismo (6 %)
Vómitos (3 %)	Mareos (2 - 7%)			Agitación (2 %)
Pérdida de peso (4 - 9 %)	Parestesias (1%)			Depresión (2 - 4 %).
Constipación (1 %)				Comportamiento agresivo (2 %)

4.2.4 Interacciones medicamentosas

En el caso del modafinilo, la mayoría de las interacciones de relevancia clínica son farmacocinéticas y se dan a nivel de su metabolismo.

Debido a que el modafinilo es metabolizado por el CYP 3A4 todo fármaco que induzca la actividad de este citocromo, como la carbamacepina, el fenobarbital o la rifampicina; reducirá las concentraciones plasmáticas de modafinilo disminuyendo su eficacia terapéutica. Por otro lado, todo fármaco que inhiba la actividad del CYP 3A4 como el itraconazol (y otros azoles) y la cimetidina, incrementará las concentraciones plasmáticas de modafinilo aumentando el riesgo de aparición de efectos adversos.

Además, el modafinilio tiene un ligero efecto inductor del CYP 3A4. Este efecto explica porque el modafinilo disminuye la biodisponibilidad de los anticonceptivos orales, disminuyendo su eficacia y aumentando el riesgo de embarazos no deseados. Por esto, se recomienda emplear un método anticonceptivo no hormonal en pacientes que reciben modafinilo.

In vitro, el modafinilio produce una inhibición reversible del CYP 2C19. El clopidogrel es convertido a su metabolito activo a través del CYP 2C19, por esto, la administración conjunta con inhibidores de dicho citocromo, como el modafinilo, reduce su eficacia terapéutica. La administración conjunta de modafinilo y diazepam prolonga la vida media de esta benzodiacepina, incrementando sus concentraciones plasmáticas y aumentando su toxicidad. Esto se debe a que el diazepam se metaboliza por el CYP 2C19.

4.2.5 Indicaciones terapéuticas en neuropsiquiatría

Indicaciones aprobadas por la FDA:
* Somnolencia diurna asociada a la narcolepsia.
* Somnolencia diurna asociada síndrome de apnea obstructiva del sueño (SAOS).
* Somnolencia diurna asociada trastorno por cambio de turno laboral (*shift work disorder*).
Uso *off-label*:
* Somnolencia diurna asociada a patología psiquiátrica.
* Trastorno por déficit de atención e hiperactividad.
* Tratamiento (potenciación) de la DRT
* Somnolencia diurna secundaria al uso de antidepresivos o de opiáceos.
* Somnolencia diurna secundaria a daño cerebral.
* Somnolencia diurna secundaria a enfermedad de Parkinson.

❋ Fatiga en pacientes con apnea del sueño, esclerosis múltiple o enfermedad de Charcot-Marie.

4.2.6 ¿Qué evidencia disponemos para su uso en trastornos afectivos?

Debido a que gran parte de los pacientes deprimidos no logran la remisión sintomática, en los últimos años se ha investigado la utilidad del modafinilo y armodafinilo como agentes potenciadores en diferentes ensayos clínicos para mejorar los síntomas residuales de la depresión tales como la fatiga, la somnolencia y la dificultad en la concentración. A continuación de describen los estudios más relevantes.

Depresión unipolar
Un ECCA multicéntrico que incluyó a 136 pacientes con TDM con respuesta parcial luego de 6 semanas con tratamiento antidepresivo, evaluó la eficacia de adjuntar modafinilo (dependiendo la tolerabilidad los pacientes recibieron dosis de 100 a 400 mg/d) como potenciador comparado con placebo. Este estudio encontró que los pacientes tratados con modafinilo mejoraron significativamente en la segunda semana (p<0,05) para los síntoma de fatiga (evaluado con la Escala de la severidad de la fatiga, *Fatigue Severity Scale* - FSS), y en la primer semana (p<0,01) para los síntomas de somnolencia (evaluado con la escala *Epworth Sleepiness Scale* - ESS). Hacia la sexta semana las mejorías en estas áreas continúan, aunque pierden significancia estadística. El estudio no encontró diferencias para los síntomas de depresión (HAM-D), para el estado clínico global y severidad de la enfermedad (*Clinical Global Impresión of Change* - CGI-C - y *Clinical Global Impresión Severity of Illness* - SGI-S), ni para la calidad de vida (SF-36). En cuanto a los efectos adversos no se observaron diferencias comparado con la rama placebo. Los autores concluyen que el modafinilo podría ser un fármaco útil para los pacientes con DRT con síntomas de residuales de fatiga y somnolencia a corto plazo basándose en su eficacia y tolerabilidad (67).

Otro ECCA multicéntrico evaluó 311 pacientes con TDM con respuesta parcial luego de 8 semanas al tratamiento con IRRS. Se comparó la eficacia de adjuntar modafinilo (200 mg/día) durante 8 semanas al tratamiento antidepresivo comparado contra placebo. En este caso, encuentran mejorarías significativas para los pacientes tratados con modafinilo comparado con placebo para la mejoría clínica global (CGI-I) de la enfermedad en la primera semana (p=0,04), octava semana

(70% mejoran del grupo modafinilo comparado *vs.* 55% del grupo placebo; p=0,01). A su vez, se reportó mejorías significativas para los pacientes tratados con modafinilo en la primera semana para somnolencia (ESS) (p=0,02), fatiga (FSS) (p=0,04). En la octava se observó una tendencia positiva en la mejoría sintomática de la depresión en la severidad de la depresión (HAM-D) (p=0,08) y para la mejoría de la somnolencia (ESS) (p=0,08). Reportan que es un fármaco seguro, y sólo encuentran que las náuseas y la sensación de nerviosismo son más frecuentes comparado con placebo en la rama placebo. Concluyen que modafinilo tiene propiedades potenciadoras efectivas que son superiores al placebo en pacientes depresivos con respuesta parcial al tratamiento antidepresivo (68).

Hay 2 ECCAs que se realizaron en pacientes con TDM desde el inicio del tratamiento antidepresivo con ISRS, donde fue condición que los pacientes no hayan recibido medicación psicotrópica hasta un mes antes de comenzar el protocolo. El primer ECCA estudió a 46 pacientes con TDM que se dividieron en 2 ramas, en una 23 pacientes recibieron fluoxetina (40 mg/día) y modafinilo (400 mg/día) y en la otra fluoxetina (40 mg/día) y placebo. El ensayo se realizó durante 6 semanas. Los autores reportan que la combinación de fluoxetina y modafinilo fue significativamente superior a la fluoxetina y placebo sola en la mejoría de los síntomas depresivos (HAM-D) en cuanto a la respuesta (grupo modafinilo: 95,45% y grupo placebo: 54,54%, p<0,01) y remisión (36% para el grupo modafinilo y ninguno para placebo, p<0,01). A su vez se reportó mejorías significativas en los síntomas de fatiga (ítem 7 de HAM-D). No se observó diferencia en cuanto a los efectos adversos en ambos grupos. Concluyen que la combinación es eficaz y segura para el tratamiento de la DRT (69).

El segundo ECCA, también de 6 semanas de duración, evaluó a 51 pacientes con TDM en los que predominaba la fatiga y somnolencia. Se comparó el agregado de modafinilo (200 mg/día) o placebo al tratamiento con ISRS (sertralina, paroxetina, citalopram, escitalopram o fluoxetina). El estudio encuentra mejoría en la semana cuarta y quinta en la severidad global de la depresión (HAM-D) (p=0,04) para la rama de modafinilo cuando se la compara con la rama placebo, pero esta diferencia global se pierde en la sexta semana, conservando la mejoría significativa solamente para los 3 ítems de la HAM-D de hipersomnia (p<0,001). Los autores concluyen que el modafinilo puede ser beneficioso para los pacientes depresivos, en particular en aquellos pacientes con sedación, lenta respuesta al tratamiento, o escasa motivación (70).

Un meta-análisis (6 ECCAs; n=910) se realizó con el objetivo de examinar la eficacia y la tolerabilidad de la potenciación con modafinilo de los tratamientos de primera línea en pacientes con TDM y con depresión bipolar. En el submeta-analisis de los pacientes con TDM (4 ECCAs; n=568 pacientes) comparó la eficacia y la seguridad de la potenciación con modafinilo comparado contra placebo. Los resultados muestran que el agregado de modafinilo mejoran significativamente el puntaje global los síntomas depresivos (HAM-D o *Inventory of Depressive Symptomatology* - IDS), independientemente del tipo de depresión y que aumenta la tasa de remisión en un 60% (OR=1,61; IC 95% = 1,04 - 2,49). En ambos subgrupos el agregado de modafinilo mejoró significativamente el síntoma de fatiga (IC 95% = -0,42 - -0,05) y no mostró diferencias con el placebo en cuanto a efectos adversos. Los autores concluyen que el modafinilo es un agente bien tolerado y eficaz en combinación con fluoxetina en el tratamiento de la depresión (71).

En conclusión, se observa que el modafinilo podría utilizarse preferentemente en pacientes con DRT en los que presentan síntomas residuales tales como la fatiga, falta de concentración y somnolencia. En este sentido, la guía CANMAT-2016 recomienda esta indicación en segunda línea (nivel de evidencia 2).

Cabe resaltar que no se encuentran en la actualidad ensayos clínicos sobre la eficacia de armodafinilo en el tratamiento de la depresión unipolar.

Depresión bipolar

El trastorno bipolar I (TB I) tiene una prevalencia a lo largo de la vida de 0,6% y el TB II de 0,4% (72). Pero esta cifra sube a 2,4% cuando se considera al Espectro Bipolar (TB I, TB II, más el TB sub-umbral) (72). Los pacientes con TB presentan mayormente episodios depresivos que maníacos, con unas relación 3 a 1 en la cantidad de tiempo que pasan deprimidos en comparación con el tiempo que transcurren con un episodio maníaco o hipomaníaco (73). A su vez que la severidad de los síntomas es mayor en los episodios depresivos que maníacos (72), y los pacientes que se recuperan con síntomas afectivos residuales tienen un riesgo significativo de presentar recaídas o recurrencias de episodios depresivo (74). Por todo esto, en los últimos años se han investigado diferentes fármacos como tratamientos adjuntos a los convencionales para los pacientes con TB. Dentro de las posibles estrategias se encuentran el uso de psicoestimulantes, sobre todo los estudios se han enfocado en el modafinilio y armodafinilo.

Dos estudios recientemente publicados han reportado evidencia positiva para su uso. El primero es un ECCA multicéntrico que se realizó en 84 centros (13 países) involucró a 399 pacientes con TB I que se encontraban en un episodio depresivo sin síntomas psicóticos en tratamiento con fármacos utilizados como «estabilizadores del ánimo» (litio, anticonvulsivantes o antipsicóticos). Se aleatorizó a los pacientes a recibir armodafinilo 150 mg/día o placebo durante 8 semanas. En el trabajo no hubo diferencias significativas en el objetivo primario, la reducción de la sintomatología depresiva (reducción en la media total del Inventario de 30 ítems de la Sintomatología Depresiva - IDS-C30). En cuanto a los objetivos secundarios, sí se observaron importantes diferencias. La rama de armodafinilo comparada con placebo se diferenció significativamente en proporción de respondedores (> 50% en la reducción del puntaje IDS-30) en las semanas 6 (41% *vs.* 29%, p=0,018), semana 7 (51% *vs.* 39%, p=0,015) y semana 8 (56% *vs.* 46%, p=0,039). En cuanto al porcentaje de pacientes que remitieron la sintomatología (puntaje final de IDS-30 < 11 puntos) la rama de armodafinilo se diferenció en la semana 8 (26% *vs.* 15%, p=0,011) y en el final del estudio (22% *vs.* 13%, p=0,011). Además se observaron diferencias estadísticamente significativas a favor de armodafinilo para la disminución de la gravedad del cuadro clínico (medido en la variación de la puntuación media de la Escala de Impresión Global de la Severidad de la Enfermedad - CGI-S) en la semana 6 (P<0,03), semana 8 (P<0,02) y final del estudio (P<0,04). En cuanto a la seguridad del fármaco, armodafinilo fue bien tolerado, con tasas de ansiedad, insomnio, sedación/somnolencia y aumento de peso similares a los observados con placebo. Los autores concluyen que los resultados favorecen el armodafinilo en cuanto a las tasas de remisión y respuesta, en la obtención de mejorías globales y funcionales, y en la reducción significativas de los síntomas depresivos en un subconjunto de pacientes con TB I (75).

El segundo ECCA, también multicéntrico (76 centros de 10 países) de 8 semanas de duración, incluyó a pacientes con episodio depresivo asociado a TB I y los aleatorizó en tres ramas, placebo (n=230), armodafinilo 150 mg/día como tratamiento (n=232) y armodafinilo 200 mg/día como tratamiento adjunto (n=30, esta última rama solo para chequear seguridad). En este estudio se reportó que la reducción en la sintomatología depresiva (medida con IDS-30) fue superior para la rama de armodafinilo 150 mg/día, aunque la diferencia no fue estadísticamente significativa. Y como dato relevante del estudio se encontró que armodafinilo es seguro en cuanto a la presentación de efectos adversos comparado con placebo (76).

Un reciente meta-análisis (77) evaluó la eficacia de los fármacos dopaminérgicos (modafinilo, armodafinilo, metilfenidato, pramipexol, sales de anfetaminas y lisdexamfetamina) en el tratamiento de la depresión bipolar (8 ECCAs; n=1671). En el estudio se reporta que estos fármacos se asocian a un aumento del 25% en la probabilidad de respuesta clínica comparado contra placebo (RR: 1,25, IC 95%: 1,05 - 1,50) y en un 40% para la remisión sintomática (RR: 1,40, IC 95%: 1,15 - 1,71). El uso de estos fármacos no se asoció a un riesgo incrementado de viraje (*switch*) maníaco (7 ECCAs, n=1646), ni a una mayor tasa de abandono debido a efectos adversos en comparación con el placebo (8 ECCAs, n=1700). En cuanto a los efectos adversos sólo se observó un aumento del 60% en la probabilidad de presentar náuseas (9 ECCAs, RR: 1,60, IC 95%: 1,12 - 2,29) y una mayor probabilidad con un efecto marginal de presentar insomnio (8 ECCAs, RR: 1,46, IC 95%: 0,99 - 2,16) en comparación con placebo. No se observaron diferencias significativas para efectos adversos tales como inquietud o conducta y/o ideación suicida aguda en el uso de estos fármacos en comparación con el placebo. Los autores concluyen que el uso de los fármacos que aumentan la transmisión dopaminérgica como tratamiento adjunto (*add-on*) se asoció con efectos positivos en el curso de la depresión bipolar, con mayores tasas de respuesta clínica y remisión en comparación con el placebo.

En conclusión, teniendo en cuenta que los tratamientos aprobados para la depresión bipolar son escasos, la literatura arroja datos sobre los beneficios del tratamiento adjunto con modafinilo/armodafinilo para mejorar la eficacia de los tratamientos convencionales en pacientes con depresión bipolar.

La guía canadiense del año 2013 (CANMAT) (78) recomienda como segunda línea al modafinilo como fármaco adjunto en terapia combinada, sin embargo, tanto en la guía NICE (2014), como en la de la Asociación Británica de Psicofarmacología (79) en la tercera edición revisada de la guía basada en evidencia para el trastorno bipolar no consideran al modafinilo entre sus recomendaciones para el tratamiento de las fase depresiva.

4.2.7 Posología y forma de uso para los trastornos afectivos

En Argentina se comercializan comprimidos de modafinilo 100 mg y 200 mg de liberación inmediata. En general la dosis usual es de 200 mg/día y se recomienda administrar toda la dosis durante la mañana. Para su uso no se necesitan estudios clínicos previos.

A continuación se presentan la dosificación para adultos (36, 51, 66):

* Pacientes con depresión. Utilizado como agente potenciador del tratamiento de primera línea. Iniciar titulación con 100 mg/día durante 3 a 7 días, luego aumentar a 200 mg/día. Según respuesta clínica y tolerancia a posible efectos adversos se puede ajustar la dosis hasta 400 mg/día.

El armodafinilo se administra por vía oral. En Argentina se comercializa comprimidos de 150 mg. La dosis indicada para el tratamiento de la narcolepsia y para la somnolencia diurna excesiva asociada con apnea obstructiva del sueño es entre 150 mg/día a 250 mg/día. En ambos casos, se recomienda administrar toda la dosis durante la mañana. Para el tratamiento del desorden del sueño por cambio de turno laboral (*shift work sleep disorder*) se indica una dosis de 150 mg/día, administrada una hora antes de comenzar a trabajar.

4.2.8 Precauciones al momento de indicar modafinilo y contraindicaciones para su uso

Teniendo en cuenta los efectos adversos a nivel de SNC, usar el fármaco con precaución en pacientes que realicen trabajos con maquinarias o que manejen.

Usar con precaución y aumentar los controles en pacientes con patología cardíaca. Interconsulta a médico cardiólogo para monitoreo del funcionamiento cardíaco. No se recomienda su uso en pacientes con insuficiencia cardiaca, hipertrofia ventricular izquierda, prolapso de válvula mitral o con antecedente de IAM (31, 39, 51, 66).

Prestar atención y usar con cuidado en pacientes con antecedentes de manía, psicosis, ideación suicida o abuso de sustancias. En estos casos se sugiere aumentar los controles y manejo de la medicación por terceros.

Advertir al paciente la suspensión del medicamento ante la aparición de signos de *rash*, debido a que se puede deber a los efectos adversos graves como SSJ o NET.

Usar con cuidado y comenzar con dosis pequeñas en ancianos debido a que puede estar reducido el metabolismo del fármaco.

Se debe instruir a los pacientes a que no tomen bebidas alcohólicas durante el tratamiento.

Están contraindicado en pacientes con:

* Patología cardíaca severa (arritmias, hipertensión grave).
* Alergia (hipersensibilidad) probada al fármaco o con antecedentes de *rash* cutáneo.
* Intensa ansiedad o agitación.

4.2.9 Situaciones especiales

Anticoncepción, embarazo y lactancia: Eventos adversos se han observado en algunos estudios de reproducción animal como el riesgo aumentado de aborto espontáneo y restricción del crecimiento intrauterino con modafinilo. La eficacia de los anticonceptivos esteroideos (incluyendo el depósito y los anticonceptivos implantables) puede disminuir, por lo que se deben considerar medios alternativos de anticoncepción durante el tratamiento y durante por lo menos un mes después de que se interrumpa el tratamiento con modafinilo. Tanto el modafinilo como el armodafinilo están incluidos en la categoría C de la FDA para el embarazo. Se ignora si las drogas o sus metabolitos son excretados por leche materna, por lo que no debe administrarse durante la lactancia (39, 55).

Insuficiencia renal: La insuficiencia renal no influye sobre la farmacocinética del modafinilo, si bien se produce una acumulación del metabolito inactivo, por lo se recomienda reducir la dosis (39, 55).

Insuficiencia hepática: La insuficiencia hepática reduce considerablemente el metabolismo del modafinilo llegándose a duplicar las concentraciones plasmáticas en comparación con los sujetos normales. La dosis en este tipo de pacientes debe reducirse a la mitad (39, 55).

Aspectos prácticos:

* Los síntomas residuales son obstáculo para lograr la recuperación funcional de los pacientes con trastornos afectivos.
* Dentro de las estrategias para tratarlos, la potenciación ofrece como ventaja la rapidez de respuesta y que conserva la respuesta obtenida con el tratamiento inicial.
* Una de las estrategias es la potenciación con psicoestimulantes como el metilfenidato y el modafinilo/armodafinilo. · El metilfenidato es eficaz para mejorar el TDM en pacientes adultos mayores y en paciente con TDM asociado a comorbilidades médicas. No hay evidencia para la recomendación como primera opción en adultos con depresión primaria.

- El modafinilo tiene evidencia en pacientes con DRT que presenten un perfil de síntomas residuales específicos como la fatiga, anergia, somnolencia y falta de concentración.
- El tratamiento adjunto con modafinilo o armodafinilo también sería seguro y eficaz para el tratamiento de los pacientes con depresión bipolar.
- En líneas generales, los PSE son fármacos seguros y de fácil manejo para el clínico, hay que tener mayor precaución en pacientes con enfermedad cardiovasculares.

5. Referencias

1. WHO. Depression: A Global Public Healrth Concern. World Health Organization2012.
2. Sadock BJ, Sadock VA. Kaplan and Sadock's synopsis of psychiatry: Behavioral sciences/clinical psychiatry: Lippincott Williams & Wilkins; 2011.
3. Global, regional, and national incidence, prevalence, and years lived with disability for 301 acute and chronic diseases and injuries in 188 countries, 1990-2013: a systematic analysis for the Global Burden of Disease Study 2013. Lancet (London, England). 2015;386(9995):743-800.
4. Weissman MM, Bland RC, Canino GJ, Faravelli C, Greenwald S, Hwu HG, et al. Cross-national epidemiology of major depression and bipolar disorder. JAMA. 1996;276(4):293-9.
5. Frasure-Smith N, Lesperance F, Talajic M. Depression following myocardial infarction. Impact on 6-month survival. Jama. 1993;270(15):1819-25.
6. Daray FM, Rubinstein AL, Gutierrez L, Lanas F, Mores N, Calandrelli M, et al. Determinants and geographical variation in the distribution of depression in the Southern cone of Latin America: A population-based survey in four cities in Argentina, Chile and Uruguay. J Affect Disord. 2017;220:15-23.
7. Turecki G, Brent DA. Suicide and suicidal behaviour. Lancet (London, England). 2016;387(10024):1227-39.
8. Teti GL, Rebok F, Rojas SM, Grendas L, Daray FM. Systematic review of risk factors for suicide and suicide attempt among psychiatric patients in Latin America and Caribbean. Rev Panam Salud Publica. 2014;36(2):124-33.
9. McIntyre RS, Filteau MJ, Martin L, Patry S, Carvalho A, Cha DS, et al. Treatment-resistant depression: definitions, review of the evidence, and algorithmic approach. J Affect Disord. 2014;156:1-7.
10. Papakostas GI FM. Does the probability of receiving placebo influence clinical trial outcome? A meta-regression of doubleblind, randomized clinical trials in MDD. . Eur Neuropsychopharmacol. 2009;19(1):34-40.

11. Warden D, Rush AJ, Trivedi MH, Fava M, Wisniewski SR. The STAR*D Project results: a comprehensive review of findings. Current psychiatry reports. 2007;9(6):449-59.
12. Nierenberg AA, Husain MM, Trivedi MH, Fava M, Warden D, Wisniewski SR, et al. Residual symptoms after remission of major depressive disorder with citalopram and risk of relapse: a STAR*D report. Psychol Med. 2010;40(1):41-50.
13. APA. Diagnostic and statistical manual of mental disorders: DSM-5. 5 ed. Washington, DC: American Psychiatric Association; 2013.
14. APA. Diagnostic and statistical manual of mental disorders: DSM-IV-TR. Washington, DC: American Psychiatric Association; 2000.
15. Trivedi MH, Greer TL. Cognitive dysfunction in unipolar depression: implications for treatment. J Affect Disord. 2014;152-154:19-27.
16. Bull SA, Hunkeler EM, Lee JY, Rowland CR, Williamson TE, Schwab JR, et al. Discontinuing or switching selective serotonin-reuptake inhibitors. Ann Pharmacother. 2002;36(4):578-84.
17. Sole B, Jimenez E, Martinez-Aran A, Vieta E. Cognition as a target in major depression: new developments. Eur Neuropsychopharmacol. 2015;25(2):231-47.
18. Bora E, Harrison BJ, Yucel M, Pantelis C. Cognitive impairment in euthymic major depressive disorder: a meta-analysis. Psychol Med. 2013;43(10):2017-26.
19. Baune BT, Miller R, McAfoose J, Johnson M, Quirk F, Mitchell D. The role of cognitive impairment in general functioning in major depression. Psychiatry research. 2010;176(2-3):183-9.
20. Vieta E, Colom F. Therapeutic options in treatment-resistant depression. Ann Med. 2011;43(7):512-30.
21. Kupfer DJ. Long-term treatment of depression. J Clin Psychiatry. 1991;52 Suppl:28-34.
22. Kupfer DJ, Frank E. The interaction of drug- and psychotherapy in the long-term treatment of depression. J Affect Disord. 2001;62(1-2):131-7.
23. Papakostas GI. Major depressive disorder: psychosocial impairment and key considerations in functional improvement. The American journal of managed care. 2009;15(11 Suppl):S316-21.
24. Malhi GS, Parker GB, Crawford J, Wilhelm K, Mitchell PB. Treatment-resistant depression: resistant to definition? Acta Psychiatr Scand. 2005;112(4):302-9.
25. Mischoulon D, Nierenberg AA, Kizilbash L, Rosenbaum JF, Fava M. Strategies for managing depression refractory to selective serotonin reuptake inhibitor treatment: a survey of clinicians. Canadian journal of psychiatry Revue canadienne de psychiatrie. 2000;45(5):476-81.
26. Stein D, Lerer B, Stahl SM. Essential evidence-based psychopharmacology. 2 ed: Cambridge University Press; 2012.

27. Thase M, Connolly KR. Unipolar depression in adults: Treatment of resistant depression. UpToDate (consultado en abril 2017).
28. Kennedy SH, Lam RW, McIntyre RS, Tourjman SV, Bhat V, Blier P, et al. Canadian Network for Mood and Anxiety Treatments (CANMAT) 2016 Clinical Guidelines for the Management of Adults with Major Depressive Disorder: Section 3. Pharmacological Treatments. Canadian journal of psychiatry Revue canadienne de psychiatrie. 2016;61(9):540-60.
29. Nelson JC. Overcoming treatment resistance in depression. J Clin Psychiatry. 1998;59 Suppl 16:13-9; discussion 40-2.
30. Hodgkins P, Shaw M, Coghill D, Hechtman L. Amfetamine and methylphenidate medications for attention-deficit/hyperactivity disorder: complementary treatment options. European child & adolescent psychiatry. 2012;21(9):477-92.
31. Virani AS, editor. Clinical Handbook of Psychotropic Drugs. 18th rev. ed: HOGREFE; 2009.
32. Stahl SM. Stahl's essential psychopharmacology: neuroscientific basis and practical applications. 4 ed: Cambridge university press; 2013.
33. Scahill L, Carroll D, Burke K. Methylphenidate: mechanism of action and clinical update. Journal of child and adolescent psychiatric nursing : official publication of the Association of Child and Adolescent Psychiatric Nurses, Inc. 2004;17(2):85-6.
34. Volkow ND, Wang G, Fowler JS, Logan J, Gerasimov M, Maynard L, et al. Therapeutic doses of oral methylphenidate significantly increase extracellular dopamine in the human brain. The Journal of neuroscience : the official journal of the Society for Neuroscience. 2001;21(2):Rc121.
35. Volkow ND, Fowler JS, Wang GJ, Ding YS, Gatley SJ. Role of dopamine in the therapeutic and reinforcing effects of methylphenidate in humans: results from imaging studies. Eur Neuropsychopharmacol. 2002;12(6):557-66.
36. Salazar Vallejo M, Peralta Rodrigo C, Pastor Ruiz J. Tratado de psicofarmacología: bases y aplicación clínica. Médica Panamericana, 2010 849835109X.
37. Volkow ND, Wang GJ, Fowler JS, Logan J, Franceschi D, Maynard L, et al. Relationship between blockade of dopamine transporters by oral methylphenidate and the increases in extracellular dopamine: therapeutic implications. Synapse (New York, NY). 2002;43(3):181-7.
38. Kuczenski R, Segal DS. Effects of methylphenidate on extracellular dopamine, serotonin, and norepinephrine: comparison with amphetamine. Journal of neurochemistry. 1997;68(5):2032-7.
39. Daray F, Rebok F. Neurofarmacología: conceptos básicos. 1 ed. Buenos Aires Salerno; 2014.
40. Lavretsky H, Reinlieb M, St Cyr N, Siddarth P, Ercoli LM, Senturk D. Citalopram, methylphenidate, or their combination in geriatric depression: a randomized, double-blind, placebo-controlled trial. The American journal of psychiatry. 2015;172(6):561-9.

41. Lavretsky H, Park S, Siddarth P, Kumar A, Reynolds CF, 3rd. Methylphenidate-enhanced antidepressant response to citalopram in the elderly: a double-blind, placebo-controlled pilot trial. The American journal of geriatric psychiatry : official journal of the American Association for Geriatric Psychiatry. 2006;14(2):181-5.

42. Yanzon de la Torre A, Oliva N, Echevarrieta PL, Perez BG, Caporusso GB, Titaro AJ, et al. Major depression in hospitalized Argentine general medical patients: Prevalence and risk factors. J Affect Disord. 2016;197:36-42.

43. Hardy SE. Methylphenidate for the treatment of depressive symptoms, including fatigue and apathy, in medically ill older adults and terminally ill adults. The American journal of geriatric pharmacotherapy. 2009;7(1):34-59.

44. Kerr CW, Drake J, Milch RA, Brazeau DA, Skretny JA, Brazeau GA, et al. Effects of methylphenidate on fatigue and depression: a randomized, double-blind, placebo-controlled trial. Journal of pain and symptom management. 2012;43(1):68-77.

45. Minton O, Richardson A, Sharpe M, Hotopf M, Stone P. Drug therapy for the management of cancer-related fatigue. The Cochrane database of systematic reviews. 2010(7):Cd006704.

46. Berger AM, Mooney K, Alvarez-Perez A, Breitbart WS, Carpenter KM, Cella D, et al. Cancer-Related Fatigue, Version 2.2015. Journal of the National Comprehensive Cancer Network : JNCCN. 2015;13(8):1012-39.

47. Candy B, Jones L, Williams R, Tookman A, King M. Psychostimulants for depression. The Cochrane Library. 2008.

48. Abbasowa L, Kessing LV, Vinberg M. Psychostimulants in moderate to severe affective disorder: a systematic review of randomized controlled trials. Nordic journal of psychiatry. 2013;67(6):369-82.

49. Methylphenidate: Drug information. UpToDate (consultado en abril 2017).

50. Jufe S, Wikinski S. El tratamiento farmacológico en Psiquiatría. 2 ed. Buenos Aires: Panamericana; 2013.

51. Stahl SM. The Prescriber's Guide. Stahl's Essential Psychopharmacology. 4 ed: Cambridge University Press; 2011.

52. Malhi GS, Byrow Y, Bassett D, Boyce P, Hopwood M, Lyndon W, et al. Stimulants for depression: On the up and up? Australian & New Zealand Journal of Psychiatry. 2016;50(3):203-7.

53. Lin JS, Hou Y, Jouvet M. Potential brain neuronal targets for amphetamine-, methylphenidate-, and modafinil-induced wakefulness, evidenced by c-fos immunocytochemistry in the cat. Proceedings of the National Academy of Sciences of the United States of America. 1996;93(24):14128-33.

54. Madras BK, Xie Z, Lin Z, Jassen A, Panas H, Lynch L, et al. Modafinil occupies dopamine and norepinephrine transporters in vivo and modulates the transporters and trace amine activity in vitro. The Journal of pharmacology and experimental therapeutics. 2006;319(2):561-9.

55. Kumar R. Approved and investigational uses of modafinil : an evidence-based review. Drugs. 2008;68(13):1803-39.

56. de Saint Hilaire Z, Orosco M, Rouch C, Blanc G, Nicolaidis S. Variations in extracellular monoamines in the prefrontal cortex and medial hypothalamus after modafinil administration: a microdialysis study in rats. Neuroreport. 2001;12(16):3533-7.

57. Murillo-Rodriguez E, Haro R, Palomero-Rivero M, Millan-Aldaco D, Drucker-Colin R. Modafinil enhances extracellular levels of dopamine in the nucleus accumbens and increases wakefulness in rats. Behavioural brain research. 2007;176(2):353-7.

58. Volkow ND, Fowler JS, Logan J, Alexoff D, Zhu W, Telang F, et al. Effects of modafinil on dopamine and dopamine transporters in the male human brain: clinical implications. Jama. 2009;301(11):1148-54.

59. Ferraro L, Tanganelli S, O'Connor WT, Antonelli T, Rambert F, Fuxe K. The vigilance promoting drug modafinil increases dopamine release in the rat nucleus accumbens via the involvement of a local GABAergic mechanism. European journal of pharmacology. 1996;306(1-3):33-9.

60. Ferraro L, Antonelli T, O'Connor WT, Tanganelli S, Rambert F, Fuxe K. The antinarcoleptic drug modafinil increases glutamate release in thalamic areas and hippocampus. Neuroreport. 1997;8(13):2883-7.

61. Scammell TE, Estabrooke IV, McCarthy MT, Chemelli RM, Yanagisawa M, Miller MS, et al. Hypothalamic arousal regions are activated during modafinil-induced wakefulness. The Journal of neuroscience : the official journal of the Society for Neuroscience. 2000;20(22):8620-8.

62. Watanabe T, Taguchi Y, Shiosaka S, Tanaka J, Kubota H, Terano Y, et al. Distribution of the histaminergic neuron system in the central nervous system of rats; a fluorescent immunohistochemical analysis with histidine decarboxylase as a marker. Brain research. 1984;295(1):13-25.

63. Peyron C, Tighe DK, van den Pol AN, de Lecea L, Heller HC, Sutcliffe JG, et al. Neurons containing hypocretin (orexin) project to multiple neuronal systems. The Journal of neuroscience : the official journal of the Society for Neuroscience. 1998;18(23):9996-10015.

64. Huang ZL, Qu WM, Li WD, Mochizuki T, Eguchi N, Watanabe T, et al. Arousal effect of orexin A depends on activation of the histaminergic system. Proceedings of the National Academy of Sciences of the United States of America. 2001;98(17):9965-70.

65. Ishizuka T, Murotani T, Yamatodani A. Modanifil activates the histaminergic system through the orexinergic neurons. Neurosci Lett. 2010;483(3):193-6.

66. Modafinil: Drug information. UpToDate (consultado en abril 2017).

67. DeBattista C, Doghramji K, Menza MA, Rosenthal MH, Fieve RR, Modafinil in Depression Study G. Adjunct modafinil for the short-term treatment of fatigue and sleepiness in patients with major depressive disorder: a preliminary double-blind, placebo-controlled study. J Clin Psychiatry. 2003;64(9):1057-64.

68. Fava M, Thase ME, DeBattista C. A multicenter, placebo-controlled study of modafinil augmentation in partial responders to selective serotonin reup-

take inhibitors with persistent fatigue and sleepiness. J Clin Psychiatry. 2005;66(1):85-93.

69. Abolfazli R, Hosseini M, Ghanizadeh A, Ghaleiha A, Tabrizi M, Raznahan M, et al. Double-blind randomized parallel-group clinical trial of efficacy of the combination fluoxetine plus modafinil versus fluoxetine plus placebo in the treatment of major depression. Depression and anxiety. 2011;28(4):297-302.

70. Dunlop BW, Crits-Christoph P, Evans DL, Hirschowitz J, Solvason HB, Rickels K, et al. Coadministration of modafinil and a selective serotonin reuptake inhibitor from the initiation of treatment of major depressive disorder with fatigue and sleepiness: a double-blind, placebo-controlled study. J Clin Psychopharmacol. 2007;27(6):614-9.

71. Goss AJ, Kaser M, Costafreda SG, Sahakian BJ, Fu CH. Modafinil augmentation therapy in unipolar and bipolar depression: a systematic review and meta-analysis of randomized controlled trials. J Clin Psychiatry. 2013;74(11):1101-7.

72. Merikangas KR, Jin R, He JP, Kessler RC, Lee S, Sampson NA, et al. Prevalence and correlates of bipolar spectrum disorder in the world mental health survey initiative. Archives of general psychiatry. 2011;68(3):241-51.

73. Kupka RW, Altshuler LL, Nolen WA, Suppes T, Luckenbaugh DA, Leverich GS, et al. Three times more days depressed than manic or hypomanic in both bipolar I and bipolar II disorder. Bipolar disorders. 2007;9(5):531-5.

74. Judd LL, Schettler PJ, Akiskal HS, Coryell W, Leon AC, Maser JD, et al. Residual symptom recovery from major affective episodes in bipolar disorders and rapid episode relapse/recurrence. Archives of general psychiatry. 2008;65(4):386-94.

75. Frye MA, Amchin J, Bauer M, Adler C, Yang R, Ketter TA. Randomized, placebo-controlled, adjunctive study of armodafinil for bipolar I depression: implications of novel drug design and heterogeneity of concurrent bipolar maintenance treatments. International journal of bipolar disorders. 2015;3(1):34.

76. Ketter TA, Yang R, Frye MA. Adjunctive armodafinil for major depressive episodes associated with bipolar I disorder. J Affect Disord. 2015;181:87-91.

77. Szmulewicz AG, Angriman F, Samame C, Ferraris A, Vigo D, Strejilevich SA. Dopaminergic agents in the treatment of bipolar depression: a systematic review and meta-analysis. Acta Psychiatr Scand. 2017.

78. Yatham LN, Kennedy SH, Parikh SV, Schaffer A, Beaulieu S, Alda M, et al. Canadian Network for Mood and Anxiety Treatments (CANMAT) and International Society for Bipolar Disorders (ISBD) collaborative update of CANMAT guidelines for the management of patients with bipolar disorder: update 2013. Bipolar disorders. 2013;15(1):1-44.

79. Goodwin G, Haddad P, Ferrier I, Aronson J, Barnes T, Cipriani A, et al. Evidence-based guidelines for treating bipolar disorder: Revised third edition recommendations from the British Association for Psychopharmacology. Journal of Psychopharmacology. 2016;30(6):495-553.

Manejo farmacológico de los pacientes con Trastorno Límite de la Personalidad

Por Demián E. Rodante

Objetivos del capítulo:

- Conocer las características centrales del trastorno límite de la personalidad.
- Identificar distintos tipos clínicos del trastorno límite de la personalidad.
- Establecer cuáles son los blancos farmacoterapéuticos.
- Determinar los objetivos de la farmacoterapia del trastorno límite de la personalidad.
- Evaluar la evidencia científica de los distintos grupos farmacológicos para estos tratamientos.
- Familiarizarse el abordaje farmacológico desde el modelo de la terapia dialéctico comportamental.

---

1. Introducción

El trastorno límite de la personalidad (TLP) es el trastorno de la personalidad más frecuente en la práctica clínica. Considerando todos los diagnósticos, representa el 10% de los pacientes ambulatorios y del 15% al 25% de los pacientes hospitalizados (1, 2). Los manuales clasificatorios establecen criterios diagnósticos demasiado amplios para el TLP (3, 4), lo que posibilita, en la práctica, la existencia de tantos subtipos clínicos de pacientes con TLP como combinaciones posibles de criterios (5). No sorprende que pacientes con el mismo diagnóstico sean de criterios muy disímiles entre sí en su fenomenología, dejando en evidencia la gran heterogeneidad del trastorno (6).

Tabla 1. Clasificación y criterios en base a la CIE-10 (trastorno de inestabilidad emocional de la personalidad) y el DSM-IV-TR (trastorno límite de la personalidad).

CIE-10 (3)	DSM- 5 (7)
F60.3 Trastorno de inestabilidad emocional de la personalidad. **F60.30 Tipo impulsivo** A. Debe cumplir los criterios generales de trastorno de la personalidad (F60). B. Al menos tres de los siguientes criterios, uno de los cuales debe ser el número (2): 1) Marcada predisposición a actuar de forma inesperada y sin tener en cuenta las consecuencias. 2) Marcada predisposición a un comportamiento pendenciero y a tener conflictos con los demás, en especial cuando los actos impulsivos propios son impedidos o censurados. 3) Predisposición para los arrebatos de ira y violencia, con incapacidad para controlar las propias conductas explosivas. 4) Dificultad para mantener actividades duraderas que no ofrezcan recompensa inmediata. 5) Humor inestable y caprichoso. **F60.31 Tipo limítrofe (borderline)** Debe cumplir criterios generales de trastornos de la personalidad (F60). Deben estar presentes al menos tres de los síntomas mencionados más arriba (F60.3), además de al menos dos de los siguientes: 1) Alteraciones y dudas acerca de la imagen de sí mismo, de los propios objetivos y preferencias íntimas (incluyendo las preferencias sexuales). 2) Facilidad para verse implicados en relaciones intensas e inestables, que a menudo terminan en crisis sentimentales. 3) Esfuerzos excesivos para evitar ser abandonados. 4) Reiteradas amenazas o actos de autoagresión. 5) Sentimientos crónicos de vacío.	**Criterios para el diagnóstico de F60.3 Trastorno límite de la personalidad (301.83)** Un patrón general de inestabilidad en las relaciones interpersonales, la autoimagen y la efectividad, y una notable impulsividad, que comienzan al principio de la edad adulta y se dan en diversos contextos, como lo indican cinco (o más) de los siguientes ítems: 1) Esfuerzos frenéticos para evitar un abandono real o imaginado. Nota: No incluir los comportamientos suicidas o de automutilación que se recogen en el Criterio 5. 2) Un patrón de relaciones interpersonales inestables e intensas caracterizado por la alternancia entre los extremos de idealización y devaluación. 3) Alteración de la identidad: autoimagen o sentido de sí mismo acusada y persistentemente inestable. 4) Impulsividad en al menos dos áreas, que es potencialmente dañina para sí mismo (p. ej., gastos, sexo, abuso de sustancias, conducción temeraria, atracones de comida). Nota: No incluir los comportamientos suicidas o de automutilación que se recogen en el Criterio 5. 5) Comportamientos, intentos o amenazas suicidas recurrentes, o comportamiento de automutilación. 6) Inestabilidad afectiva debida a una notable reactividad del estado de ánimo (p. ej., episodios de intensa disforia, irritabilidad o ansiedad, que suelen durar unas horas y rara vez unos días). 7) Sentimientos crónicos de vacío. 8) Ira inapropiada e intensa o dificultades para controlar la ira (p. ej., muestras frecuentes de mal genio, enfado constante, peleas físicas recurrentes).

2. Etiopatogenia del TLP (teoría biosocial)

Las conductas (o criterios) de los sujetos con TLP tienen la función de regulación emocional o son consecuencia natural de la desregulación emocional (DE) (8). Según la teoría biosocial, el origen de la DE se produce de la interacción a lo largo del tiempo (transacción) entre dos componentes: la vulnerabilidad emocional biológica y el ambiente invalidante (8, 9). La vulnerabilidad biológica es la predisposición biológica a experimentar emociones intensas caracterizada por la alta sensibilidad a estímulos ambientales (inmediatas con bajo umbral para reacciones emocionales), la alta reactividad (reacciones extremas con alta activación que desregula el procesamiento cognitivo) y el lento retorno a la línea emocional de base (lo que lleva a presentar emociones de larga duración y contribuye a la alta sensibilidad al próximo estímulo emocional). El ambiente invalidante se refiere a un ambiente negligente, que ignora o niega las experiencias privadas o conductas de la persona independientemente de que sean válidas o no, respondiendo de manera errática, extrema o inapropiada a las mismas; el ambiente invalidante trivializa, minimiza o simplifica la resolución de los problemas, invalidando muchas veces las experiencias emocionales negativas, el abuso físico, sexual y emocional, así como el trauma sufrido por las personas con TLP (8, 9). Son muchas y muy diversas las referencias bibliográficas sobre la relación entre los procesos de apego y la aparición del TLP (10). Pese a que no existe una relación evidente entre el diagnóstico de TLP y una categoría de apego concreta, el trastorno está muy asociado a un apego inseguro y/o desorganizado (10). Tanto la vulnerabilidad emocional biológica como el ambiente invalidante sufren modificaciones producto de la transacción bidireccional entre ambos a lo largo de la vida de la persona, potenciando la DE y conduciendo a mayor descontrol conductual extremo (patrón de comportamiento límite) (8). Dentro de este marco conceptual de la etiopatogenia del TLP, la farmacoterapia debe ser orientada a la reducción de vulnerabilidad biológica a padecer desregulación emocional, mientras que la psicoterapia está dirigida al aprendizaje de habilidades para tolerar las emociones intensas y resolver problemas.

3. Reorganizando la clínica del TLP para su abordaje farmacoterapéutico

El eje cardinal de la sintomatología TLP se origina en la DE (8). La DE es regulada a través de conductas impulsivas; a su vez la DE interfiere con las habilidades interpersonales y explica la desregulación de la identidad; la tendencia a desregularse y a sobreregularse genera sensaciones de vacío. La DE interfiere con la capacidad de procesamiento cognitivo (de la información) generando desregulación cognitiva (8), produciendo ideas autorreferenciales, alucinaciones u otros síntomas disociativos graves (11). La misma DE origina la sintomatología depresiva y/o ansiosa secundaria que se observa en todos las personas con TLP en plena crisis emocional; se debe evitar el error de diagnosticar precozmente un trastorno del estado de ánimo o de ansiedad en plena crisis de desregulación emocional por el riesgo de implementar intervenciones psicoterapéuticos o psicofarmacológicas inadecuadas. Los criterios del TLP pueden agruparse según el área o dimensión de desregulación (Figura 1). Entender a qué dimensión de desregulación pertenecen los síntomas del TLP permite establecer *targets* o blancos farmacoterapéuticos que se discutirán más adelante.

Figura 1. Criterios del TLP agrupados por *clusters* de desregulación (11).

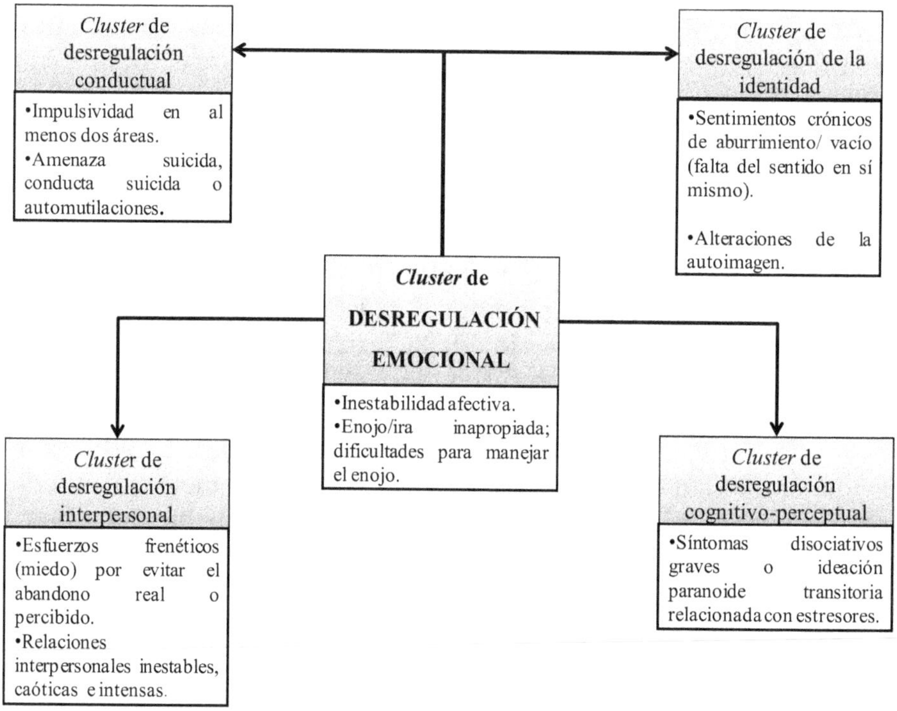

4. TLP y conducta suicida

El trastorno depresivo mayor (TDM) y el TLP son los únicos constructos que contemplan la ideación o la conducta suicida dentro de sus criterios diagnósticos (3, 12). De la comparación de pacientes con TDM con o sin TLP comórbido dicha comorbilidad es un factor de riesgo de suicidio (13-15). Asimismo, se compararon diversos estudios realizados en pacientes con TLP a fin de detectar factores de riesgo de suicidio (16-19); estos estudios muestran como factores de riesgo de suicidio específicos en TLP: la impulsividad, historia de abuso de sustancias, comorbilidad con trastornos afectivos y patología dual, ideación suicida e intentos recientes de suicidio (20). Al menos el 75% de los TLP presentan intentos de suicidio (13), siendo la tasa de muerte por esta causa del 8-10% (12, 21-24). Los síntomas suicidas (criterio 5) son el motivo principal por el cual estos pacientes son internados. En algunas situaciones, la indicación de internación no mejora la vida en estos consultantes, sino que aumenta las posibilidades de reinternación en un futuro e incluso aumenta el riesgo suicida (25, 26). En pacientes con diagnóstico de TLP, la internación es una herramienta limitada a los casos que presenten riesgo cierto e inminente (23); la decisión de hospitalizar a pacientes con TLP debe tener en cuenta si la misma es aversiva o funciona como refuerzo de la conducta para ese paciente (8, 27). En el caso de requerir una internación, se recomienda que la misma sea breve (24 a 72 horas) y considerar si la internación es producto de una conducta respondiente u operante (27-29). La psicoterapia es el tratamiento central basado en la evidencia para este desorden, esté o no presente el factor suicidabilidad (12). La presencia de suicidabilidad en estos pacientes no debe ser una razón *per se* para indicar un tratamiento farmacológico, siempre y cuando se descarten comorbilidades que tengan respuesta conocida a los psicofármacos (episodio depresivo mayor, trastorno bipolar).

5. Tipos de trastorno límite de la personalidad e implicancias terapéuticas

Se han propuesto distintos tipos de pacientes con TLP que pueden ser de utilidad para el psiquiatra clínico al momento de indicar un tratamiento (5). En este sentido, Oldham ha propuesto un sistema de tipificación basado en teorías etiológicas del TLP (30, 31).

Oldham propone 5 tipos (32):

* *Tipo afectivo:* forma atípica de trastorno del estado de ánimo, moderadamente heredable. Puede presentar conductas o gestos suicidas en respuesta a estresores interpersonales o ambientales, siendo característica la desregulación emocional (30-32). Por todo esto, es importante el diagnóstico diferencial con el trastorno bipolar (TBP) tipo II (33).
* *Tipo impulsivo:* una forma de trastorno del control de los impulsos, en donde el temperamento innato está orientado a la ac-

ción; por ejemplo, pacientes con conductas de autoinjuria impulsivas como cortes o quemaduras, u otra conducta autodestructiva como abuso de sustancias, atracones, conducta temeraria, promiscuidad sexual, entre otros.

❋ *Tipo agresivo:* estos pacientes frecuentemente se tornan intensa e inapropiadamente enojados o irritables (34) debido a un temperamento constitucional primario (35) o como una reacción secundaria a un trauma temprano, abuso o negligencia (36).

❋ *Tipo dependiente:* este subtipo se caracteriza por presentar marcada intolerancia a la soledad. Los pacientes son marcadamente condescendientes, obedientes, aferrados a las relaciones, y con un alto temor al abandono. Estos pacientes suelen ser mayores en edad, y presentarían menor riesgo de suicidio consumado ya que poseen menor número de intentos de suicidio y menor abuso de sustancias (37).

❋ *Tipo vacío:* los pacientes con este subtipo se caracterizan por una falta de estabilidad en el sentido de identidad (*self*) o la autoimagen. Describen experimentar una sensación interna de vacío o aburrimiento, y una falta de independencia en la direccionalidad de objetivos propios (5).

En la práctica asistencial, los tipos más frecuentes son el afectivo, impulsivo, y luego el dependiente (34).

Tabla 1. Criterios predominantes de cada tipo de TLP modificado de Oldham (32).

TIPO	CRITERIOS PREDOMINANTES	
Tipo 1: **Afectivo**	Criterio 6 Inestabilidad afectiva debida a una notable reactividad del estado de ánimo (disforia y ansiedad).	Criterio 5 Comportamientos, intentos o amenazas suicidas recurrentes, o comportamiento de automutilación.
Tipo 2: **Impulsivo**	Criterio 4 Impulsividad en al menos dos áreas, que es potencialmente dañina para sí mismo.	Criterio 5 Comportamientos, intentos o amenazas suicidas recurrentes, o comportamiento de automutilación.
Tipo 3: **Agresivo**	Criterio 8 Ira inapropiada e intensa o dificultades para controlar el enojo.	Criterio 6 Inestabilidad afectiva debida a una notable reactividad del estado de ánimo (irritabilidad).
Tipo 4: **Dependiente**	Criterio 1 Esfuerzos frenéticos para evitar un abandono real o imaginado.	Criterio 6 Inestabilidad afectiva debida a una notable reactividad del estado de ánimo (ansiedad).
Tipo 5: **Vacío**	Criterio 7 Sentimientos crónicos de vacío/aburrimiento.	Criterio 3 Alteración de la identidad: autoimagen o sentido de sí mismo (*self*) acusada y persistentemente inestable.

De acuerdo a la propuesta de Oldham, las diferentes intervenciones, psicofarmacológicas y/o psicoterapéuticas, pueden ser efectivas de acuerdo al tipo de TLP. En la Figura 2 se presenta el grado de relevancia que se propone para cada intervención de acuerdo a la sintomatología predominante.

Figura 2. Balance de la terapia combinada según tipo de TLP- modificado de Oldham (32).

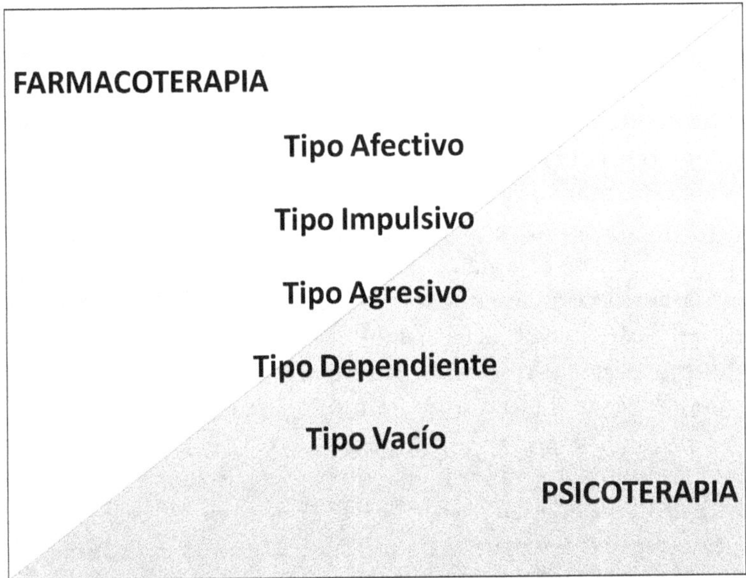

6. Tratamiento psicoterapéutico del TLP

Existes algunas intervenciones psicosociales que demostraron cierta eficacia en trabajos controlados randomizados en el tratamiento del TLP (38). Dos de ellas son tratamientos de orientación psicodinámica como la terapia basada en la mentalización (39, 40) y la terapia focalizada en la transferencia (41); sin embargo esta última posee numerosas limitaciones (sobrestimación de la medida del tamaño del efecto, definición inadecuada de los *outcomes* principales, medición de eficacia a través de la preferencia de los participantes o a través de *outcomes* secundarios) (42) El resto de las psicoterapias propuestas o con eficacia demostrada para el TPL derivan de la terapia cognitivo-conductual, como la terapia focalizada en esquemas (43) y la terapia dialéctico comportamental (DBT, por sus siglas en inglés). La DBT ha demostrado claros beneficios en el abordaje de estos pacientes (8), siendo la terapia que posee mayor cantidad de estudios que demuestran su eficacia (44-46). La eficacia de la DBT, ha demostrado específicamente reducir la frecuencia de intentos de suicidio, ideas suicidas y nivel de depresión, disminución de la probabilidad de abandono de la terapia y de internación psiquiátrica (47).

7. Tratamiento farmacológico del TLP

Existe evidencia empírica de psicoterapias efectivas en el tratamiento del TLP, por lo que se considera el tratamiento de primera elección (8, 48, 49). En presencia de este tipo de intervenciones, el tratamiento farmacológico no debe ser considerado de primera línea (50).

No existe fármaco aprobado para el tratamiento del TLP (51), por esto, la farmacoterapia es un tratamiento adyuvante de las intervenciones psicosociales -terapias basadas en la evidencia- (52). El problema surge cuando, como en nuestro medio, la accesibilidad del paciente a este tipo de psicoterapias es sumamente limitada, y se emplean tratamientos psicológicos que no demuestran efectividad en el tratamiento de esta población. Esto último, sumado a la escasa evidencia disponible y a la ausencia de consenso respecto al tratamiento psicofarmacológico, hace que el uso de psicofármacos esté ampliamente generalizado en pacientes con TLP (52). Sólo el 13% de las personas con TLP no recibe psicotrópicos (53-55). Algunos estudios reportan que un 78% de los TLP se encuentran en tratamiento farmacológico el 75% del tiempo durante un período de 6 años, donde el 37% de estos reciben 3 o más drogas diferentes (56), por lo que la polifarmacia es una estrategia muy difundida para el abordaje de estos pacientes (53-55). A esto se agrega que en estudios con seguimiento a 16 años, el 71% de los pacientes con TLP permanecen recibiendo psicofármacos, dentro de los cuales el 35,5% reciben 3 o más (57). Para agravar el panorama, a los pacientes TLP con comorbilidades en Eje I (ej., TB) se les monitorea con mayor frecuencia los planes farmacológicos, mientras que en los TLP sin comorbilidad se practica un tratamiento por *default* (55). Si bien, no existe consenso respecto al uso de psicofármacos en el TLP, la mayor parte de los profesionales implementa un tratamiento farmacológico en estos pacientes; es decir que los hábitos de prescripción en la práctica clínica distan de lo hallado por la comunidad científica (58).

En 2001, y luego en 2005, la Asociación de Psiquiatría Americana publicó las guías de tratamiento farmacológico del TLP, haciendo hincapié en la utilización de antidepresivos, específicamente inhibidores selectivos de la recaptación de serotonina (ISRS), como primera línea de tratamiento para todas las dimensiones sintomáticas de esta población, exceptuando la cognitiva, donde recomienda la utilización de antipsicóticos de primera generación. A pesar de esto, la amplia heterogeneidad clínica del diagnóstico (distintos tipos de TLP), así como los diferentes *clusters* sintomáticos presentes, hacen que la prescripción de un solo grupo farmacológico para todo paciente con TLP sea una recomendación demasiado general.

En 2008, Abraham y Calabrase publican una revisión de la evidencia al respecto, notando que muchos de los estudios con resultados positivos para el uso de ISRS en el TLP tenían serios errores metodológicos. En primer lugar, la cantidad de estudios fueron escasos. La tasa elevada de *drop-out* (abandono), la eficacia similar entre dos grupos de pacientes en un programa de DBT con y sin el antidepresivo, y el hecho de que la mayoría de los pacientes incluidos presentaban comorbilidades con buena respuesta a ISRS, eran otras de las limitaciones (59).

En 2010, Ingenhoven y colaboradores, intentan clarificar el efecto de antipsicóticos, antidepresivos y estabilizadores del ánimo (EA) sobre dominios o *clusters* sintomáticos específicos en pacientes con trastornos de la personalidad severos, sin mayor énfasis en trastornos del Eje I. Treinta y cinco trabajos controlados randomizados contra placebo (TCR-CP) fueron incluidos en la revisión, y 21 de ellos en un meta-análisis, encontrando que el efecto de los antidepresivos en el ánimo depresivo en ausencia de TDM fue despreciable (60). Los resultados del meta-análisis cuestiona ampliamente la «*Guía práctica para el tratamiento de de pacientes con trastorno límite de la personalidad*» de la Asociación Americana de Psiquiatría. Éstos resultados no validan el uso de ISRS, ni el uso de antipsicóticos típicos, como tampoco la potenciación antidepresivo-antipsicótico típico en la dimensión de descontrol impulsivo-conductual. Además, los antidepresivos fueron desestimados como primera o segunda línea para el control de la desregulación emocional (60).

Posteriormente, Colaboración Cochrane publica una revisión sistemática respecto a la farmacoterapia en TLP, en la que sugiere que los ISRS deben dejar de ser recomendados como primera línea para el tratamiento de la desregulación afectiva y la conducta impulsiva, ya que existe poca evidencia de que los pacientes con TLP se beneficien con este tratamiento. Únicamente estarían recomendados ante la comorbilidad con un episodio depresivo mayor o trastorno de ansiedad (61). De sus resultados se desprende la recomendación del uso de estabilizadores del ánimo (EA) y de antipiscóticos atípicos (APA) en el manejo farmacológico del paciente TLP (61).

La revisión sistemática realizada por Colaboración Cochrane incluyó 27 ensayos clínicos controlados randomizados (61). Esta revisión encontró evidencia a favor del uso de divalproato de sodio (VPT), lamotrigina (LMT), topiramato (TPM), y aripiprazol (ARP), olanzapina (OLZ) y haloperidol (HLP) respecto a la dimensión de DE afectiva (61, 62). En relación al descontrol conductual, la LMT, TPM y ARP demostraron ser eficaces (61). El ARP y la OLZ obtuvieron resultados positivos respecto a la dimensión de DE cognitivo-perceptual (61). La dimensión de relaciones interpersonales mejoró con ARP y VPT, y la patología afectiva asociada (depresión y ansiedad) resultaron en mejoría en los trabajos de ARP, OLZ, TPM, VPT (61). La psicopatología general mostró mejorías con ARP (61) . Por otro lado, no existe evidencia alguna para psicofármacos respecto al miedo al abandono, sentimientos crónicos de vacío (aburrimiento) o alteraciones de la identidad o del *self* (síntomas severos en TLP) (61, 62).

Una revisión actualizada del tema, que incluyó 22 trabajos controlados y randomizados publicados hasta 2015, sostiene y consolida la recomendación de implementar EA y/o APA, agregando evidencia a favor de los ácidos omega 3 (ácidoeicosapentaenoico -EPA- y ácidodocosahexaenoico -DHA-) en el manejo de la desregulación emocional, en la mejoría del funcionamiento global, y en la disminución de la sintomatología depresiva y la suicidalidad (62). A los estudios de Hallahan y colaboradores (63) y Zananiri y colaboradores (64) que demostraron efectos beneficiosos de ácidos omega 3 en reducción de suicidalidad y depresión, se suman otros dos en 2013 y 2014, respectivamente, ambos con una extensión de 12 semanas. En el primero de estos, estudio de Amminger y colaboradores, la administración de ácidos omega 3 (0,7 g/día de EPA + 0,48 g/día de DHA) mejoró el funcionamiento global de los pacientes con TLP (65). Por otro lado, Bellino y colaboradores estudiaron el efecto de potenciación del ac. valproico (valproemia 50-100 ug/ml) con ácidos omega 3 (1,2 g/día de EPA + 0,8 g/día de DHA) encontrando una reducción significativa en la severidad global del TLP, la impulsividad, la inestabilidad afectiva y crisis de ira (66).

En un TCR-CP a 8 semanas de 2014, Black y colaboradores compararon 3 grupos de pacientes que cumplían criterios de TLP según

DSM IV-TR a los que fueron asignados 150 mg/día de quetiapina XR, 300 mg/día de quetiapina XR y placebo (21). Los participantes tratados con 150 mg/día de quetiapina XR (dosis bajas) tuvieron una reducción significativa en la severidad de los síntomas según la *Zanarini Rating Scale for Borderline Personality Disorder* en comparación con los que recibieron placebo. Los efectos adversos fueron más frecuentes en los participantes que recibieron 300 mg/día de quetiapina XR (dosis moderadas), siendo este último grupo el que presentó mayor tasa de abandono antes de la finalización del ensayo (21). Teniendo en cuenta la íntima relación propuesta entre el tipo afectivo de Oldham y el trastorno bipolar tipo II, se sugiere el uso de quetiapina (QTP) en el caso de necesidad de indicar tratamiento psicofarmacológico, incluso como psicofármaco de mantenimiento para este tipo de TLP (5, 21, 67-69).

Jariani y colaboradores llevaron a cabo un estudio comparativo de sertralina y olanzapina a 12 semanas, encontrando que la OLZ demostró superioridad respecto al manejo del enojo/ira, la regulación interpersonal y los niveles de ansiedad secundarios; sin embargo, la muestra contemplaba pacientes con TLP con comorbilidad con trastorno por dependencia a opiáceos por lo que estos resultados deben ser extrapolarse cuidadosamente (70).

A modo de resumen, las dimensiones de DE que pueden considerarse objetivos de la farmacoterapia son la emocional, conductual y cognitiva, no así la interpersonal y del sentido del *self*. El paciente con TLP puede beneficiarse de estabilizadores del ánimo y/o antipsicóticos atípicos. LA DE impulsivo-conductual puede requerir de estabilizadores del ánimo, y la DE cognitiva de antipsicóticos atípicos. Los ácidos omega 3, EPA y DHA, son considerados opciones prometedoras para el tratamiento farmacológico del paciente con TLP. La elección del fármaco debe realizarse evaluando riesgo-beneficio y perfil de efectos adversos y tolerancia. En la Tabla 2 se describen las principales características de estabilizadores del ánimo y antipsicóticos atípicos en relación a la elección de la terapia farmacológico en el TLP.

Tabla 2. Características de los psicofármacos a considerar en el tratamiento farmacológico del TLP.

Aripiprazol
■ Adecuado perfil metabólico.
■ Coordinada actividad serotonérgica/dopaminérgica.
■ Posibilidad de producir acatisia.
Olanzapina
■ Perfil metabólico adverso (riesgo de síndrome metabólico).
■ Perfil sedativo.
Quetiapina
■ Mejoría en psicopatología general.
■ Perfil sedativo
■ Aumento de peso intermedio.
■ Buena tolerancia a dosis de 150 mg/día.
Valproato
■ Precaución al administrarlo a mujeres en edad fértil.
■ Incidencia elevada de aumento de peso.
Topiramato
■ Efectos adversos cognitivos que atentan contra la terapia.
■ Disminución de peso.
Lamotrigina
■ Buena tolerabilidad.
■ Titulación lenta (en 6 semanas para evitar *rash*).
■ Latencia de acción.
■ Interactúa con anticonceptivos orales.

Las dimensiones de desregulación emocional e impulsivo-conductual presentan mayor riesgo de suicidio y autoinjuria, por lo que deben priorizarse a la hora de elegir fármacos (12). La desregulación impulsivo-conductual es la que más respuesta tendría a la farmacoterapia; al contrario de la dimensión interpersonal y la del sentido de sí mismo (*self*) (71).

Los antidepresivos deben evitarse como primera línea de tratamiento, a menos que exista comorbilidad diagnosticada de episodio depresivo mayor, trastornos de ansiedad, trastorno obsesivo compulsivo o bulimia nerviosa severa. Esto se explica por la falta de selectividad serotonérgica que poseen los antidepresivos; es decir, la hiperreactividad amigdalina, base neurobiológica de la DE (72) requiere de un bloqueo

5-HT$_{2A}$, sin bloqueo 5-HT$_{2C}$ (73). Al aumentar la monoamina en biofase, los fármacos antidepresivos activan indistintamente los receptores de serotonina 5HT$_{2A}$ y 5HT$_{2C}$ (74).

Según el modelo de DBT, los objetivos de la farmacoterapia del TLP son (75):

* Disminuir conductas que atenten contra la terapia: ausencia a controles.

* Disminuir conductas estándar específicas que son manejadas efectivamente por fármacos: cuál es la habilidad o capacidad que el paciente necesita mejorar.

* Incrementar el automanejo de las conductas relacionadas con la salud: vulnerabilidades como alteraciones del sueño, ausencia de ejercicio, alteraciones en la alimentación, descompensación de enfermedades médicas, consumo de sustancias, entre otras.

* Disminuir las conductas que interfieren con la farmacoterapia: la no adherencia o adherencia parcial al tratamiento psicofarmacológico.

En la Tabla 3 se muestran las consideraciones especiales a seguir cuando se decide iniciar farmacoterapia en el abordaje terapéutico del paciente con TLP y los factores que influyen en la elección del psicofármaco.

Tabla 3. Consideraciones especiales en la implementación de psicofármacos en el TLP según el modelo DBT, modificado de Dimeff (76).

1- SAFE
▪ Utilizar drogas seguras (no letales).
▪ Garantizar la administración segura.
2- SIMPLE
▪ Evitar interacciones entre fármacos.
▪ Minimizar el riesgo de inducir alteraciones cognitivas.
3- SPECIFIC
▪ Definir *targets* sintomáticos específicos.
▪ Usar fármacos con acciones específicas (de "espectro estrecho").
4- SCIENTIFIC
▪ Comenzar con fármacos eficaces en población con TLP.
▪ Evaluar si el fármaco está funcionando y cambiarlo si es necesario.
5- SUPER FAST
▪ Atravesar tan rápido como sea médicamente factible la fase de inducción.

En la Tabla 4 se describen las recomendaciones del uso de la farmacoterapia del paciente con TLP.

Tabla 4. Recomendaciones para el uso de psicofármacos en el TLP (11).

¿Para qué? El objetivo es atenuar la intensidad extrema del malestar o desregulación, su frecuencia, y favorecer la capacidad reflexiva antes de la conducta (77).
¿Por cuánto tiempo? Posibilidad de discontinuar una vez el paciente incorpore la habilidad. Depende principalmente de la adquisición de habilidades; en segundo lugar de la exposición a eventos estresantes de la vida y del tratamiento del rasgo (78).
¿Cómo? La farmacoterapia y sus *targets*, duración y reevaluación, se definen junto con el equipo DBT (71). Los esfuerzos deben estar dirigidos a reducir o discontinuar el psicofármaco (evitando un potencial síndrome de discontinuación).
¿Cuándo sí? Cuanto la gravedad o intensidad de la psicopatología del TLP imposibilite, y sea relevante para, la efectividad del tratamiento psicoterapéutico. Es decir, cuando obstaculice el aprendizaje de habilidades.
¿Cuándo no? Evitar cambios o modificaciones del plan farmacológico durante las crisis. Al indicar medicación en la crisis, se da crédito a la primera para la resolución de la última, ignorando la característica efímera de la misma (refuerzo negativo) (58).

Por otro lado, la distinción de distintos subtipos puede ser de importancia en términos de pronóstico y abordaje farmacoterapéutico (5). Tomando como ejemplo la tipificación antes descripta, parece ser fundamental la adherencia al tratamiento psicofarmacológico y su implementación temprana hasta alcanzar estabilidad en la regulación emocional y control de los impulsos para los subtipos afectivo, impulsivo y agresivo (5, 30). Por otro lado, los subtipos dependiente y vacío pueden beneficiarse con un adecuado abordaje psicoterapéutico (5, 34).

En conclusión, el uso de tratamiento farmacológico en el TLP es *off-label* (o «por fuera de prospecto» o «fuera de indicación») aunque es uso frecuente en la práctica clínica (79). Teniendo en claro esto último, el tratamiento farmacológico es síntoma-específico, dirigido a cada dimensión particular, no al trastorno como un todo. Las dimensiones o *targets* sintomáticos a evaluar para el potencial tratamiento psicofarmacológico son las dimensiones de desregulación emocional, desregulación impulsivo-conductual y desregulación cognitiva. La farmacoterapia debe darse dentro de un marco colaborativo abierto donde se discuta y se acuerde el «como» utilizar los psicofármacos, más que qué psicofármaco utilizar, por lo que la hablamos de «manejo farmacoterapéutico del TLP» y no tratamiento psicofarmacológico.

> **Aspectos prácticos:**
> - Los criterios o síntomas del TLP pueden agruparse en distintos *clusters* o dimensiones sintomáticas.
> - De estos la desregulación emocional, conductual y cognitiva son blancos farmacológicos posibles.
> - El tratamiento farmacológico es una estrategia coadyuvante al tratamiento de psicoterapéutico.
> - El objetivo de la farmacoterapia del TLP es atenuar la intensidad extrema del malestar o desregulación, reducir su frecuencia, y favorecer la capacidad reflexiva antes de la conducta.
> - La evidencia disponible sugiere el uso de a estabilizadores de ánimo y antipsicóticos atípicos por sobre los antidepresivos.

8. Referencias

1. Gunderson JG. Borderline personality disorder: ontogeny of a diagnosis. The American journal of psychiatry. 2009;166(5):530-9.
2. Oldham JM SA, Bender DS. The American Psychiatric Publishing textbook of personality disorders. ed. s, editor. Washington, DC: American Psychiatric Publishing; 2005.
3. OMS. CIE 10 Trastornos mentales y del comportamiento. Descripciones clínicas y pautas para el diagnóstico. Madrid: Mediator; 1992.
4. APA. Guía de consulta de los criterios diangóstico del DSM-5. Arlington, VA: Editorial Medica Panamericana; 2013.
5. Colombo MC, Hedderwick A, Tauguinas N, Rodante D. [Proposal of initial psychotherapeutic and psychopharmacological approach in patients with diagnose of five different subtypes of Borderline Personality Disorder]. Vertex. 2015;XXVI(119):17-27.
6. Clarkin JF, Widiger TA, Frances A, Hurt SW, Gilmore M. Prototypic typology and the borderline personality disorder. Journal of abnormal psychology. 1983;92(3):263-75.
7. Psiquiatría AAd. Guía de consulta de los criterios diangóstico del DSM-5. Arlington, VA: Editorial medica panamericana; 2013.

8. Linehan MM. Cognitive-Behavioural Treatment of Borderline Personality Disorder. New York, NY (US): Guilford Press; 1993.

9. Crowell SE, Beauchaine TP, Linehan MM. A biosocial developmental model of borderline personality: Elaborating and extending Linehan's theory. Psychological bulletin. 2009;135(3):495-510.

10. Levy KN. The implications of attachment theory and research for understanding borderline personality disorder. Development and psychopathology. 2005;17(4):959-86.

11. Rodante D, Colombo, M.C. Enfoque psicoterapéutico y farmacoterapéutico para subtipos clínicos de Trastorno Límite de la Personalidad. In: Española EA, editor. En prensa. 2017.

12. American Psychiatric Association Practice G. Practice guideline for the treatment of patients with borderline personality disorder. American Psychiatric Association. The American journal of psychiatry. 2001;158(10 Suppl):1-52.

13. Camino S ER, Rodante D. . Consumo problemático de sustancias e historial suicida en pacientes internadas en un Servicio de Agudos de Salud Mental. VERTEX Rev Arg de Psiquiat. 2016;Vol. XXVII:245-51.

14. Corbitt EM, Malone KM, Haas GL, Mann JJ. Suicidal behavior in patients with major depression and comorbid personality disorders. Journal of affective disorders. 1996;39(1):61-72.

15. Soloff PH, Lynch KG, Kelly TM, Malone KM, Mann JJ. Characteristics of suicide attempts of patients with major depressive episode and borderline personality disorder: a comparative study. The American journal of psychiatry. 2000;157(4):601-8.

16. Brodsky BS, Malone KM, Ellis SP, Dulit RA, Mann JJ. Characteristics of borderline personality disorder associated with suicidal behavior. The American journal of psychiatry. 1997;154(12):1715-9.

17. Links PS, Eynan R, Heisel MJ, Barr A, Korzekwa M, McMain S, et al. Affective instability and suicidal ideation and behavior in patients with borderline personality disorder. Journal of personality disorders. 2007;21(1):72-86.

18. Paris J, Nowlis D, Brown R. Predictors of suicide in borderline personality disorder. Canadian journal of psychiatry Revue canadienne de psychiatrie. 1989;34(1):8-9.

19. Soloff PH, Lis JA, Kelly T, Cornelius J, Ulrich R. Risk factors for suicidal behavior in borderline personality disorder. The American journal of psychiatry. 1994;151(9):1316-23.

20. (NICE) NCCfMH. Borderline Personality Disorder: treatment and management. London (United Kingdom):: National Collaborating Centre for Mental Health 2009.

21. Black DW, Blum N, Pfohl B, Hale N. Suicidal behavior in borderline personality disorder: prevalence, risk factors, prediction, and prevention. Journal of personality disorders. 2004;18(3):226-39.

22. Linehan M, Rizvi, SL, Shaw Welch, S & Page, B. Psychiatric aspects of

suicidal behaviour: Personality disorders. In: (Eds.) KHKvH, editor. International handbook of suicide and attempted suicide. Sussex, England: John Wiley & Sons.; 2000. p. 147-78.

23. Paris J. Chronic suicidality among patients with borderline personality disorder. Psychiatric services. 2002;53(6):738-42.

24. Pompili M, Girardi P, Ruberto A, Tatarelli R. Suicide in borderline personality disorder: a meta-analysis. Nordic journal of psychiatry. 2005;59(5):319-24.

25. Chiles JA, and Kirk D. Strosahl. Clinical manual for assessment and treatment of suicidal patients.: American Psychiatric Pub; 2008.

26. Hunt IM, Kapur N, Webb R, Robinson J, Burns J, Shaw J, et al. Suicide in recently discharged psychiatric patients: a case-control study. Psychological medicine. 2009;39(3):443-9.

27. K. P. No lo mates... ¡enséñale! El arte de enseñar y adiestrar. Modelado, reforzamiento positivo y técnicas de modificación de la conducta. : Kns Ediciones; 2006.

28. Caballo VE. Manual de técnicas de terapia y modificación de la conducta: Editorial Siglo Veintiuno de España Editores, S.A.; 1998.

29. Gagliesi P. [A protocol to assist people with suicidal thoughts in clinical practice]. Vertex. 2010;21(89):42-8.

30. Oldham J. Integrated treatment planning for borderline personality disorder. In: J EbK, editor. Integrated Treatment of Psychiatric Disorders. Washington, DC: American Psychiatric Publishing; 2001. p. 51-77.

31. Oldham JM. A 44-year-old woman with borderline personality disorder. Jama. 2002;287(8):1029-37.

32. Oldham JM. Borderline personality disorder and suicidality. The American journal of psychiatry. 2006;163(1):20-6.

33. Henry C, Mitropoulou V, New AS, Koenigsberg HW, Silverman J, Siever LJ. Affective instability and impulsivity in borderline personality and bipolar II disorders: similarities and differences. Journal of psychiatric research. 2001;35(6):307-12.

34. Rebok F, Teti GL, Fantini AP, Cardenas-Delgado C, Rojas SM, Derito MN, et al. Types of borderline personality disorder (BPD) in patients admitted for suicide-related behavior. The Psychiatric quarterly. 2015;86(1):49-60.

35. O K. Borderline Conditions and Pathological Narcissism. New York: Jason Aronson; 1975.

36. Zanarini MC, Frankenburg FR. Pathways to the development of borderline personality disorder. Journal of personality disorders. 1997;11(1):93-104.

37. Siever L. Relationship between impulsivity and compulsivity: a synthesis. In: Oldham JM HE, Skodol AE, editors, editor. Washington, DC.: American Psychiatric Press Inc.; 1996.

38. Soler J, Pascual JC, Tiana T, Cebria A, Barrachina J, Campins MJ, et al. Dialectical behaviour therapy skills training compared to standard group therapy in borderline personality disorder: a 3-month randomised controlled clinical trial. Behaviour research and therapy. 2009;47(5):353-8.

39. Bateman A, Fonagy P. Mentalization based treatment for borderline personality disorder. World psychiatry : official journal of the World Psychiatric Association. 2010;9(1):11-5.

40. Fonagy P, Bateman AW. Mechanisms of change in mentalization-based treatment of BPD. Journal of clinical psychology. 2006;62(4):411-30.

41. Clarkin JF, Levy KN, Lenzenweger MF, Kernberg OF. Evaluating three treatments for borderline personality disorder: a multiwave study. The American journal of psychiatry. 2007;164(6):922-8.

42. Kleindienst N KB, Bohus M. Is transference-focused psychotherapy really efficacious for borderline personality disorder? BJP. 2011; 198:156-7.

43. Giesen-Bloo J, van Dyck R, Spinhoven P, van Tilburg W, Dirksen C, van Asselt T, et al. Outpatient psychotherapy for borderline personality disorder: randomized trial of schema-focused therapy vs transference-focused psychotherapy. Archives of general psychiatry. 2006;63(6):649-58.

44. Koons CR RC, Tweed JL, Lynch TR, González AM, Morse JQ, et al. Efficacy of dialectical behavior therapy in women veterans with borderline personality disorder. Behav Ther. 2001;32(2):371-90.

45. Linehan MM, Armstrong HE, Suarez A, Allmon D, Heard HL. Cognitive-behavioral treatment of chronically parasuicidal borderline patients. Archives of general psychiatry. 1991;48(12):1060-4.

46. Verheul R, Herbrink M. The efficacy of various modalities of psychotherapy for personality disorders: a systematic review of the evidence and clinical recommendations. International review of psychiatry. 2007;19(1):25-38.

47. Álvarez C, Andión O. Guía de Práctica Clínica sobre Trastorno Límite de la Personalidad. 2011.

48. Linehan MM, Comtois KA, Murray AM, Brown MZ, Gallop RJ, Heard HL, et al. Two-year randomized controlled trial and follow-up of dialectical behavior therapy vs therapy by experts for suicidal behaviors and borderline personality disorder. Archives of general psychiatry. 2006;63(7):757-66.

49. Stoffers J, Vollm BA, Rucker G, Timmer A, Huband N, Lieb K. Pharmacological interventions for borderline personality disorder. The Cochrane database of systematic reviews. 2010(6):CD005653.

50. Council NHaMR. Clinical Practice Guideline for the Management of Borderline Personality Disorder. Melbourne2012.

51. Tohen M. Pharmacologic treatments for borderline personality disorder. The American journal of psychiatry. 2014;171(11):1139-41.

52. Bateman AW, Gunderson J, Mulder R. Treatment of personality disorder. Lancet. 2015;385(9969):735-43.

53. Bender DS, Dolan RT, Skodol AE, Sanislow CA, Dyck IR, McGlashan TH, et al. Treatment utilization by patients with personality disorders. The American journal of psychiatry. 2001;158(2):295-302.

54. Pascual JC, Martin-Blanco A, Soler J, Ferrer A, Tiana T, Alvarez E, et al. A naturalistic study of changes in pharmacological prescription for borderline

personality disorder in clinical practice: from APA to NICE guidelines. International clinical psychopharmacology. 2010;25(6):349-55.

55. Paton MB, Large MM. The use of psychoactive drug testing in acute mental health services. Australasian psychiatry : bulletin of Royal Australian and New Zealand College of Psychiatrists. 2015;23(6):710-1.

56. Zanarini MC. Update on pharmacotherapy of borderline personality disorder. Current psychiatry reports. 2004;6(1):66-70.

57. Zanarini MC, Frankenburg FR, Reich DB, Conkey LC, Fitzmaurice GM. Treatment rates for patients with borderline personality disorder and other personality disorders: a 16-year study. Psychiatric services. 2015;66(1):15-20.

58. Silk KR. Management and effectiveness of psychopharmacology in emotionally unstable and borderline personality disorder. The Journal of clinical psychiatry. 2015;76(4):e524-5.

59. Abraham PF, Calabrese JR. Evidenced-based pharmacologic treatment of borderline personality disorder: a shift from SSRIs to anticonvulsants and atypical antipsychotics? Journal of affective disorders. 2008;111(1):21-30.

60. Ingenhoven T, Lafay P, Rinne T, Passchier J, Duivenvoorden H. Effectiveness of pharmacotherapy for severe personality disorders: meta-analyses of randomized controlled trials. The Journal of clinical psychiatry. 2010;71(1):14-25.

61. Lieb K, Vollm B, Rucker G, Timmer A, Stoffers JM. Pharmacotherapy for borderline personality disorder: Cochrane systematic review of randomised trials. The British journal of psychiatry : the journal of mental science. 2010;196(1):4-12.

62. Stoffers JM, Lieb K. Pharmacotherapy for borderline personality disorder — current evidence and recent trends. Current psychiatry reports. 2015;17(1):534.

63. Hallahan B, Hibbeln JR, Davis JM, Garland MR. Omega-3 fatty acid supplementation in patients with recurrent self-harm. Single-centre double-blind randomised controlled trial. The British journal of psychiatry : the journal of mental science. 2007;190:118-22.

64. Zanarini MC, Frankenburg FR. omega-3 Fatty acid treatment of women with borderline personality disorder: a double-blind, placebo-controlled pilot study. The American journal of psychiatry. 2003;160(1):167-9.

65. Amminger GP, Chanen AM, Ohmann S, Klier CM, Mossaheb N, Bechdolf A, et al. Omega-3 fatty acid supplementation in adolescents with borderline personality disorder and ultra-high risk criteria for psychosis: a post hoc subgroup analysis of a double-blind, randomized controlled trial. Canadian journal of psychiatry Revue canadienne de psychiatrie. 2013;58(7):402-8.

66. Bellino S, Bozzatello P, Rocca G, Bogetto F. Efficacy of omega-3 fatty acids in the treatment of borderline personality disorder: a study of the association with valproic acid. Journal of psychopharmacology. 2014;28(2):125-32.

67. Belli H, Ural C, Akbudak M. Borderline personality disorder: bipolarity,

mood stabilizers and atypical antipsychotics in treatment. Journal of clinical medicine research. 2012;4(5):301-8.

68. Pfennig A, Bschor T, Falkai P, Bauer M. The diagnosis and treatment of bipolar disorder: recommendations from the current s3 guideline. Deutsches Arzteblatt international. 2013;110(6):92-100.

69. Yatham LN, Kennedy SH, Parikh SV, Schaffer A, Beaulieu S, Alda M, et al. Canadian Network for Mood and Anxiety Treatments (CANMAT) and International Society for Bipolar Disorders (ISBD) collaborative update of CANMAT guidelines for the management of patients with bipolar disorder: update 2013. Bipolar disorders. 2013;15(1):1-44.

70. Jariani M, Saaki M, Nazari H, Birjandi M. The effect of Olanzapine and Sertraline on personality disorder in patients with methadone maintenance therapy. Psychiatria Danubina. 2010;22(4):544-7.

71. Ripoll LH. Psychopharmacologic treatment of borderline personality disorder. Dialogues in clinical neuroscience. 2013;15(2):213-24.

72. New AS, Triebwasser J, Charney DS. The case for shifting borderline personality disorder to Axis I. Biological psychiatry. 2008;64(8):653-9.

73. Hazlett EA, Zhang J, New AS, Zelmanova Y, Goldstein KE, Haznedar MM, et al. Potentiated amygdala response to repeated emotional pictures in borderline personality disorder. Biological psychiatry. 2012;72(6):448-56.

74. Daray FM, Rebok, F. Neuropsicofarmacología: conceptos básicos. 1a ed. Ciudad Autónoma de Buenos Aires: Salerno; 2014. 288 p.

75. Witterholt S, Manning, S. DBT At A Glance: The Role of the Psychiatrist on DBT Teams: Behavioral Tech, LLC.

76. Dimeff LA, McDavid, J., Linehan, M. M. Pharmacotherapy for Borderline Personality Disorder: A Review of the Literature and Recommendations for Treatment. Journal of Clinical Psychology in Medical Settings. 1999;6(1):113-38.

77. Lieb K, Zanarini MC, Schmahl C, Linehan MM, Bohus M. Borderline personality disorder. Lancet. 2004;364(9432):453-61.

78. Diaz-Marsa M, Gonzalez Bardanca S, Tajima K, Garcia-Albea J, Navas M, Carrasco JL. Psychopharmacological treatment in borderline personality disorder. Actas espanolas de psiquiatria. 2008;36(1):39-49.

79. Garcia-Sabina A, Rabunal Rey R, Martinez-Pacheco R. Review of use of drugs for conditions not included in product characteristics. Farmacia hospitalaria : organo oficial de expresion cientifica de la Sociedad Espanola de Farmacia Hospitalaria. 2011;35(5):264-77.

www.ingramcontent.com/pod-product-compliance
Lightning Source LLC
Chambersburg PA
CBHW070513160726
48003CB00004B/1547